# 临床内科诊疗及护理实践

柴颖 李娜 著

汕頭大學出版社

图书在版编目（CIP）数据

临床内科诊疗及护理实践 / 柴颖，李娜著．-- 汕头：
汕头大学出版社，2021.1
ISBN 978-7-5658-4222-1

Ⅰ．①临… Ⅱ．①柴… ②李… Ⅲ．①内科－疾病－
诊疗②内科学－护理学 Ⅳ．① R5 ② R473.5

中国版本图书馆 CIP 数据核字（2020）第 261322 号

临床内科诊疗及护理实践

LINCHUANG NEIKE ZHENLIAO JI HULI SHIJIAN

作　　者：柴 颖 李 娜
责任编辑：胡开祥
责任技编：黄东生
封面设计：钟晓图
出版发行：汕头大学出版社
　　　　　广东省汕头市大学路 243 号汕头大学校园内　邮政编码：515063
电　　话：0754-82904613
印　　刷：廊坊市海涛印刷有限公司
开　　本：710mm×1000mm　1/16
印　　张：7
字　　数：120 千字
版　　次：2021 年 1 月第 1 版
印　　次：2025 年 1 月第 1 次印刷
定　　价：58.00 元
ISBN　978-7-5658-4222-1

# 前　言

　　为了更好地促进临床医疗和护理学科的发展,培养实用型与技术型的医护人才,使之更好地适应现代医学模式和护理模式的转变,编写了这本《临床内科诊疗及护理实践》一书。本书作者是富有多年临床护理实践经验的医疗和护理专家,他们具备丰富的临床经验。

　　全书共四章,内容包括呼吸系统、消化系统、泌尿系统等疾病患者的护理。在编写体例上从疾病的定义、病因及发病机制、临床表现、临床诊断与治疗、常见护理诊断/问题、护理措施等方面对内科护理学常见病与多发病进行了系统的介绍。

　　在本书编写过程中,全体写作人员付出了辛勤的劳动,由于时间紧迫与编写水平受限,肯定存在不少不足之处,恳切希望得到医疗护理同道们及有关专家同仁的批评指正,使之在使用过程中不断修改充实并日臻完善。

作　者

2020 年 10 月

# 目　录

# 第一章　呼吸系统疾病患者的护理

## 第一节　肺炎患者的护理

### 一、肺炎的定义

肺炎是指终末气道、肺泡和肺间质的炎症,可由多种病因引起,如感染、理化因素、免疫损伤、过敏及药物所致。

### 二、病因与分类

病因分类对于肺炎的治疗有决定性意义,以感染为最常见原因。

（一）按病因分类

1. 细菌性肺炎

是最常见的肺炎。以需氧革兰阳性球菌、需氧革兰阴性杆菌和厌氧杆菌最多见。

2. 非典型病原体所致肺炎

常由支原体、军团菌和衣原体等引起。

3. 病毒性肺炎

由冠状病毒、腺病毒、呼吸道合胞病毒、流感病毒等引起。

4. 真菌性肺炎

由白念珠菌、曲菌等引起。

5.其他病原体所致的肺炎

由立克次体、弓形虫、原虫、寄生虫等引起。

6.理化因素所致的肺炎

放射性损伤可引起放射性肺炎,化学性损伤可引起化学性肺炎。

## (二)按患病环境分类

### 1.社区获得性肺炎

是指在医院外罹患的感染性肺实质炎症,包括有明确潜伏期的病原体感染而在入院后平均潜伏期内发病的肺炎。传播途径为吸入飞沫、空气或血源传播。

### 2.医院获得性肺炎

是指患者在入院时既不存在、也不处于潜伏期,而是在住院 48h 后发生的感染,也包括出院后 48h 内发生的肺炎。其中以呼吸机相关肺炎最多见,治疗和预防较困难。误吸口咽部定植菌是 HAP 最主要的发病机制。

## (三)按解剖学分类

### 1.大叶性肺炎

又称肺泡性肺炎。病原体先在肺泡引起炎症,经肺泡间孔(Cohn 孔)向其他肺泡扩散,致使病变累及部分肺段或整个肺段、肺叶。主要表现为肺实质炎症,通常不累及支气管。致病菌以肺炎链球菌最为常见。

### 2.小叶性肺炎

又称支气管性肺炎。指病变起源于支气管或细支气管,继而累及终末细支气管和肺泡。致病菌有肺炎链球菌、葡萄球菌、病毒、肺炎支原体等。

### 3.间质性肺炎

以肺间质炎症为主,包括支气管壁、支气管周围间质组织及肺泡壁。由于病变在肺间质,呼吸道症状较轻,异常体征较少。

## 三、临床表现

### (一)症状

一般急性起病,典型表现为突然畏寒、发热,或先有短暂"上呼吸道感染"史,随后咳嗽、咳痰或原有的呼吸道症状加重,并出现脓性痰或血痰,伴或不伴胸痛。

### (二)体征

胸部病变区叩诊呈浊音或实音,听诊有肺泡呼吸音减弱或管样呼吸音,可闻及湿啰音。

### (三)实验室检查或其他辅助检查

1. 血常规

白细胞计数升高、中性粒细胞增高及核左移、淋巴细胞升高。

2. 胸部 X 线检查

肺纹理增粗、炎性浸润影等。

3. 痰涂片和痰培养

有无细菌生长,药敏试验结果如何。

## 四、临床诊断与治疗

### (一)诊断要点

1. 确定肺炎

诊断根据症状、体征、实验室检查等可确定肺炎诊断。

2. 评估严重程度

取决于局部炎症程度、肺部炎症的播散和全身炎症反应程度。

3. 确定病原体

最常用的病原学检测方法是痰涂片镜检及痰培养。

(二)治疗要点

1. 抗感染治疗

遵循抗菌药物治疗原则选用抗生素。抗生素治疗后 48~72h 应对病情进行评价,治疗有效的表现为体温下降、症状改善、白细胞逐渐降低或恢复正常,而 X 线胸片病灶吸收较迟。

2. 对症和支持治疗

包括祛痰、降温、吸氧等治疗。

3. 其他

预防并及时处理并发症。

## 五、常见护理诊断/问题

1. 体温过高

与肺部感染有关。

2. 清理呼吸道无效

与气道分泌物增多、痰液黏稠、胸痛、咳嗽无力等有关。

3. 潜在并发症

感染性休克

## 六、护理措施

(一)基础护理

1. 休息与环境

高热患者应卧床休息,以减少氧耗量,缓解头痛、肌肉酸痛等症状。病房保持安静,并维持适宜的温湿度。

### 2.饮食护理

提供足够热量、蛋白质和维生素的流质或半流质食物,以补充发热引起的营养物质消耗。鼓励患者多饮水,每日 1~2L,以保证足够的入量并有利于稀释痰液。

### 3.口腔护理

鼓励患者经常漱口,保持口腔清洁,口唇疱疹者局部涂抗病毒软膏,防止继发感染。

## (二)专科护理

### 1.病情观察

监测并记录生命体征,以便观察患者热型,协助医生明确诊断。重症肺炎不一定有高热,重点观察儿童、老年人、久病体弱者的病情变化。

### 2.高热护理

体温过高者鼓励多饮水,可采用温水擦浴、冰袋、冰帽等物理降温措施,患者大汗时及时协助擦拭和更换衣服被褥,寒战时注意四肢保暖,或遵医嘱给予退热药。

### 3.促进排痰

采取有效咳嗽、翻身、拍背、雾化吸入等排痰措施,必要时遵医嘱予患者祛痰剂。

## (三)用药护理

应用头孢唑啉钠可出现发热、皮疹、胃肠道不适等不良反应;喹诺酮类药偶见皮疹、恶心等不良反应;氨基糖苷类抗生素有耳毒性,老年人或肾功能减退者,应特别注意有无耳鸣、头晕、唇舌发麻等不良反应。

**(四)潜在并发症:感染性休克**

1.病情监测

(1)生命体征:有无心率加快、脉搏细速、血压下降、脉压变小、体温不升或高热、呼吸困难等,必须进行心电监护。

(2)精神和意识:有无精神萎靡、表情淡漠、烦躁不安,甚至意识模糊等。

(3)皮肤、黏膜:有无发绀、肢端湿冷。

(4)出入量:有无尿量减少,疑有休克应监测每小时尿量。

(5)实验室检查:有无血气分析等指标的改变。

2.感染性休克的抢救配合

(1)取仰卧中凹位,抬高头胸部约20°,抬高下肢约30°,有利于呼吸及静脉回流。给予中高流量吸氧,维持 $PaO_2>60mmHg$,改善缺氧状况。注意保暖和安全。

(2)补充血容量,尽快建立2条以上静脉通道,遵医嘱给予右旋糖酐或平衡盐液,维持有效血容量,降低血液黏度,防止弥散性血管内凝血。静滴碳酸氢钠溶液应单通道静脉注入,以防输液溶液酸碱度不同而出现配伍禁忌。

(3)严密观察患者全身情况,监测血压、尿量、尿比重、水电解质和酸碱平衡、血细胞比容变化等,可监测 CVP 以指导输液速度的调节。下列证据提示血容量已补足:口唇红润、肢端温暖、收缩压>90mmHg、尿量>30mL/h。

(4)使用血管活性药物时,应根据血压调整输液速度,维持收缩压在90~100mmHg,保证重要器官的血供,改善微循环,防止药液外渗,导致局部组织坏死或影响疗效。

**(五)心理护理**

护理人员注意安慰患者,帮助患者建立积极的心态,配合治疗护理,早日康复。

（六）健康指导

1. 疾病预防指导

告知患者及家属避免上呼吸道感染、淋雨受寒、过度疲劳、酗酒等诱因。参加体育锻炼，增加营养。

2. 疾病知识指导

对患者及家属进行肺炎知识的教育。出现高热、心率增快等症状时及时就诊。

# 第二节　支气管扩张症患者的护理

## 一、支气管扩张症的定义

支气管扩张症是由于急、慢性呼吸道感染和支气管阻塞后，反复发生支气管炎症、致使支气管壁结构破坏，引起的支气管异常和持久性扩张。临床特点为慢性咳嗽、咳大量脓痰和（或）反复咯血。多见于儿童和青年。

## 二、病因与发病机制

支气管扩张症的主要病因是支气管—肺组织感染和支气管阻塞，两者相互影响，促使支气管扩张的发生和发展。支气管扩张发生于有软骨的支气管近端分支，主要分为柱状、囊状和不规则扩张三种类型，腔内含有多量分泌物并容易积存。炎症可导致支气管壁血管增生，并伴有支气管动脉和肺动脉终末支的扩张和吻合，形成小血管瘤而易导致咯血。

## 三、临床表现

### (一)症状

**1. 慢性咳嗽、大量脓痰**

咳嗽通常发生于早晨和晚上。其严重程度可用痰量估计:每日少于 10mL 为轻度,10~150mL 为中度,多于 150mL 为重度。急性发作时,脓性痰明显增多,每日可达数百毫升,典型的痰液分为四层:上层为泡沫,中层为脓性物,下层黏液,底层为坏死组织沉淀物。如有厌氧菌感染,痰有臭味。

**2. 反复咯血**

占 57%~75%,咯血量差异较大,可自痰中带血至大量咯血,咯血量与病情严重程度、病变范围不一定平行。部分病变发生在上叶的"干性支气管扩张"的患者,以反复咯血为唯一症状。

**3. 反及肺部感染**

同一肺段反复发生感染并迁延不愈。

**4. 慢性感染**

中毒症状可出现发热、乏力、食欲缺乏、消瘦、贫血等,儿童可影响生长发育。

### (二)体征

早期轻度支气管扩张患者可无异常体征,反复感染后由于病变位置固定,重复体检时肺部湿啰音部位固定不变。有时可闻及哮鸣音,常伴有杵状指(趾)。

### (三)实验室检查或其他辅助检查

**1. 胸部 X 线**

早期轻症患者可见一侧或两侧下肺纹理局部增多、增粗、排列紊乱。典型病例可见不规则的环状透亮阴影或沿支气管分布的卷发状阴影,感染时阴影内可出现液平面。

2. 胸部 CT,特别是胸部高分辨 CT(HRCT)

可提高支气管扩张的诊断阳性率,可表现为管壁增厚的柱状扩张,或成串成簇的囊样改变。

3. 痰液检查及培养

继发感染者痰涂片革兰染色可发现脓细胞、大量细胞碎片及感染菌,痰培养有助于发现致病菌,同时进行药敏试验,常见的定植菌包括流感嗜血杆菌、铜绿假单胞菌、卡他莫拉菌等。

4. 支气管动脉造影

确定支气管扩张的部位、性质和范围,以及病变的严重程度。

5. 纤维支气管镜检查

纤维支气管镜检查对支气管扩张的诊断价值不大,但可明确支气管扩张患者的支气管阻塞或出血部位,且经支气管冲洗可清除气道内分泌物。

## 四、临床诊断与治疗

(一)诊断要点

根据慢性咳嗽、大量脓痰、反复咯血和肺部反复感染等病史,胸部 CT 可明确诊断。

(二)治疗要点

1. 控制感染

开始时给予经验治疗,根据痰培养的结果选用相应的抗生素。厌氧菌感染常加用甲硝唑。

2. 改善气流受限

应用支气管舒张剂可改善气流受限。保持支气管通畅,积极排出痰液。

3. 清除气道分泌物

应用祛痰药物、振动、拍背、体位引流和雾化吸入等方法可促进气道分泌物的清除。

4. 外科治疗

经充分内科治疗后仍反复发作且病变为局限性支气管扩张者,可考虑手术治疗。

## 五、常见护理诊断/问题

1. 清理呼吸道无效

与痰液黏稠和无效咳嗽有关。

2. 有窒息的危险

与大量咯血有关。

3. 营养失调:低于机体需要量

与慢性感染导致机体消耗和咯血有关。

4. 焦虑

与疾病迁延、个体健康受到威胁有关。

5. 有感染的危险

与痰多、黏稠、不易排出有关。

## 六、护理措施

(一)基础护理

1. 环境与休息

保持室内空气新鲜,定时通风,维持适宜的温湿度,避免诱发咳嗽的因素。急性感染或病情严重者应卧床休息,减少活动,避免诱发咯血。

2. 饮食护理

提供高热量、高蛋白质和高维生素饮食，少量多餐，避免进食生冷食物。鼓励患者多饮水，每日 1500mL 以上，以提供充足水分，使痰液稀释，利于排痰。

3. 口腔护理

因为有大量痰液产生，故在饭前饭后清洁口腔，咳嗽后用清水或漱口液漱口。

(二)专科护理

1. 病情观察

密切监测患者生命体征、咳嗽咳痰情况，记录 24h 痰液引流量，密切观察患者咯血量、颜色、性质及出血的速度、生命体征及意识状态的变化；有无胸闷、气促、呼吸困难、发绀、面色苍白、出冷汗、烦躁不安等窒息征象；有无阻塞性肺不张、肺部感染及休克等并发症的表现，如有异常及时通知医生，遵医嘱予患者相应处理。

2. 保持呼吸道通畅

保持呼吸道引流通畅是支气管扩张症最重要的治疗措施之一。遵医嘱予患者雾化吸入，指导患者深呼吸及有效咳嗽，辅以拍背、体位引流等，使患者将痰液咳出。根据正侧位胸片、HRCT 等明确需要引流的部位，并采取相应的引流体位。体位引流时应考虑患者的耐受程度，如不能耐受，应及时调整姿势。

3. 潜在并发症：咯血、窒息

(1)小量咯血患者以卧床休息为主，进食少量温凉饮食；大咯血患者应绝对卧床，头偏向一侧，防止窒息，并遵医嘱禁食。能进食者应鼓励患者多饮水，多食富含纤维素食物，以保持排便通畅，避免排便时负压增加而引起再度咯血。

(2)咯血后为患者漱口，擦净血迹，防止因口咽部异味刺激引起剧烈咳嗽而诱发再次咯血。及时清理患者咯出的血块及污染的衣物、被褥，有助于稳定情绪增加安全感。

(3)密切观察患者有无胸闷、烦躁不安、面色苍白、口唇发绀、大汗淋漓等窒息先兆。监测生命体征，记录咯血量、痰量及其性质。

(4)对意识清醒痰液黏稠不易咳出的患者,咯血时轻拍健侧背部,嘱患者不要屏气,以免诱发喉头痉挛,使血液引流不畅形成血块,导致窒息。

(5)大咯血及意识不清的患者,应在床旁备好负压吸引、急救器械,一旦患者出现窒息征象,应立即采取头低脚高45°俯卧位,面向一侧,轻拍背部,迅速排出气道和口咽部的血块,必要时吸痰管吸出血块。给予高浓度吸氧,做好气管插管及气管切开的准备与配合工作,以解除呼吸道阻塞。

### (三)用药护理

(1)按医嘱使用抗生素、祛痰剂和支气管舒张剂,指导患者掌握药物的疗效、剂量、用法和不良反应。

(2)垂体后叶素可收缩小动脉,减少肺血流量,从而减轻咯血。冠心病、高血压患者及孕妇忌用。静脉点滴时速度勿过快,以免引起恶心、便意、心悸、面色苍白等不良反应。

### (四)心理护理

咯血时,医护人员应陪伴及安慰患者。遵医嘱给予镇静剂,解除紧张情绪。

### (五)健康指导

**1.疾病预防指导**

积极防治百日咳、麻疹、支气管肺炎、肺结核等呼吸道感染,及时治疗上呼吸道慢性病灶。

**2.疾病知识指导**

帮助患者和家属了解疾病发生、发展与治疗、护理过程。

**3.康复指导**

指导患者及家属学习和掌握有效咳嗽、胸部叩击、雾化吸入及体位引流的排痰方法,长期坚持,以控制病情的发展。

4.病情监测指导

指导患者自我监测病情,识别病情变化的征象,一旦发现症状加重,及时就诊。

# 第三节 支气管哮喘患者的护理

## 一、支气管哮喘的定义

支气管哮喘简称哮喘,是由多种细胞(如嗜酸性粒细胞、肥大细胞、丁淋巴细胞、中性粒细胞、气道上皮细胞等)和细胞组分参与的气道慢性炎症性疾病。

## 二、病因与发病机制

(一)病因

1.遗传因素

哮喘患者的亲属患病率高于群体患病率,且亲缘关系越近,病情越严重,其亲属患病率也越高。

2.环境因素

主要为哮喘的激发因素:①吸入性变应原,如尘螨、花粉、动物毛屑等;②感染,如细菌、病毒、寄生虫等;③食物,如鱼、虾、蟹、蛋类、牛奶等;④药物,如普萘洛尔(普萘洛尔)、阿司匹林等;⑤其他,如气候改变、运动、妊娠等。

(二)发病机制

哮喘发病机制不完全清楚,可概括为气道免疫-炎症机制、神经机制及其相互作用。

## 三、临床表现

### (一)症状

典型表现为发作性呼气性呼吸困难或发作性胸闷和咳嗽,伴哮鸣音,严重者呈强迫坐位或端坐呼吸,甚至出现发绀等;干咳或咳大量白色泡沫样痰。有部分患者仅以咳嗽为唯一症状(咳嗽变异性哮喘)。

### (二)体征

发作时胸部呈过度充气征象,双肺可闻及广泛的哮鸣音,呼气音延长。但在轻度哮喘或非常严重哮喘发作时,哮鸣音可不出现,称为寂静胸。

### (三)并发症

可并发气胸、纵隔气肿,长期反复发作和感染可并发慢性支气管炎、肺气肿等。

### (四)实验室检查或其他辅助检查

1. 痰液检查

痰涂片可见嗜酸性粒细胞增多。

2. 肺功能检查

(1)通气功能检测:发作时呈阻塞性通气功能改变,呼气流速指标显著下降,$FEV_1$、$FEV_1/FVC$ 比值和呼气峰值流速(peak expiratory flow,PEF)均减少;肺容量指标可见用力肺活量减少、残气量、功能残气量增加。

(2)支气管激发试验:用以测定气道反应性,常用吸入激发剂为组胺。激发试验只适用于 $FEV_1$ 占正常预计值 70% 以上的患者,使用吸入激发剂后如 $FEV_1$ 下降 ≥20%,可诊断为激发试验阳性。

(3)支气管舒张试验:用以测定气道气流的可逆性,常用吸入型支气管舒张药有沙丁胺醇、特布他林等。如 $FEV_1$ 较用药前增加≥12%,且绝对值增加≥200mL;或 PEF 较治疗前增加 60L/min 或≥20%可诊断为支气管舒张试验阳性。

（4）PEF 及其变异率测定:PEF 可反映气道通气功能的变化。哮喘发作时,PEF 下降。昼夜 PEF 变异率>20%,则符合气道气流可逆性改变的特点。

3. 动脉血气分析

严重发作时可有 $PaO_2$ 降低。由于过度通气可使 $PaCO_2$ 下降,pH 上升,表现为呼吸性碱中毒。

4. X 线检查

哮喘发作时,双肺透亮度增加,呈过度充气状态。

5. 特异性变应原的检测

哮喘患者大多数伴有过敏体质,对众多的变应原和刺激物敏感。结合病史测定病原指标有助于病因诊断和预防反复发作。

## 四、临床诊断与治疗

（一）诊断要点

（1）反复发作喘息、气急、胸闷或咳嗽,多与接触变应原、冷空气、物理或化学性刺激、病毒性上呼吸道感染和运动有关。

（2）发作时在双肺可闻及散在或弥漫性以呼气相为主的哮鸣音,呼气相延长。

（3）上述症状可经治疗缓解或自行缓解。

（4）除外其他疾病所引起的喘息、气急、胸闷或咳嗽。

（5）临床表现不典型者（如无明显喘息或体征）至少应有下列三项中的一项:①支气管激发试验或运动试验阳性;②支气管舒张试验阳性;③昼夜 PEF 变异率≥20%。

符合以上（1）~（4）条或者（4）、（5）条者,可以诊断为支气管哮喘。

## (二)治疗要点

主要是脱离变应原及药物治疗。控制症状,防止病情恶化,尽可能保持肺功能正常,减轻治疗不良反应,防止不可逆阻塞致死亡。

## 五、常见护理诊断/问题

### 1.气体交换受损

与气道痉挛、气道炎症、呼吸道阻力增加有关。

### 2.清理呼吸道无效

与支气管黏膜水肿、分泌物增多、痰液黏稠、无效咳嗽有关。

### 3.活动无耐力

与缺氧、呼吸困难有关。

### 4.焦虑

与哮喘长期存在且反复急性发作有关。

### 5.知识缺乏

与缺乏正确使用定量吸入器用药的相关知识有关。

## 六、护理措施

### (一)基础护理

#### 1.环境与休息

有明确过敏原者应尽快脱离,提供安静、舒适、温湿度适宜的环境。病室不宜摆放花草,避免使用皮毛、羽毛或蚕丝织物等。

#### 2.饮食护理

饮食宜清淡,易消化,避免进食可能诱发哮喘的食物,如鱼、虾、牛奶、蛋类等。

3. 口腔与皮肤护理

协助并鼓励患者咳嗽后用温水漱口,保持口腔清洁。哮喘发作时,患者常会大量出汗,应每天以温水擦浴,勤换衣服;和床单,保持皮肤的清洁、干燥和舒适。

(二)专科护理

1. 病情观察

观察哮喘发作的前驱症状,如鼻咽痒、喷嚏、流涕、眼痒等黏膜过敏症状。哮喘发作时,观察患者意识状态、呼吸频率、节律、深度等,监测呼吸音、哮鸣音变化,监测动脉血气分析和肺功能情况,了解病情和治疗效果。

2. 氧疗护理

根据动脉血气分析结果,给予相应流量的氧气吸入。为避免气道干燥和寒冷气流的刺激而导致气道痉挛,吸入的氧气应尽量温暖湿润。

3. 促进排痰

痰液黏稠者可定时给予雾化吸入。指导患者进行有效咳痰、协助叩背,以利于痰液排出。

4. 补充水分

哮喘急性发作时,患者呼吸增快、出汗,常伴脱水、痰液黏稠,形成痰栓阻塞小支气管加重呼吸困难。应鼓励患者每日饮水 2500～3000mL,以补充丢失的水分,稀释痰液。

(三)用药护理

1. 观察

观察药物的疗效及不良反应。

2. 用药指导

(1)$\beta_2$ 体激动剂:①指导患者按医嘱用药,不宜长期、规律、单一、大量使用,因

为长期应用可引起 $\beta_2$ 受体功能下降和气道反应性增高,出现耐药性;②指导患者正确使用雾化吸入器,以保证药物的疗效。

(2)茶碱类:茶碱缓(控)释片每 12h 服 1 片即能维持理想的血药浓度,不能嚼服,须整片吞服。静脉注射时浓度不宜过高,速度不宜过快[注射速度 < $0.25mg/(kg \cdot min)$],注射时间宜在 10min 以上,静滴维持量为 $0.6 \sim 0.8mg/(kg \cdot h)$,每天注射量一般不超过 1g,以防中毒症状发生。不良反应有恶心、呕吐、心律失常、血压下降、尿量增多和呼吸中枢兴奋,严重者可致抽搐甚至死亡。用药时监测血药浓度可减少不良反应的发生,其安全浓度为 $6 \sim 15\mu g/mL$。发热、妊娠、小儿或老年,有心、肝、肾功能障碍及甲状腺功能亢进者,不良反应增加。合用西咪替丁、喹诺酮类、大环内酯类药物可影响茶碱代谢而使其排泄减慢,应加强观察。

(3)糖皮质激素:吸入药物治疗的全身性不良反应少,少数患者可出现声音嘶哑、呼吸道不适和口腔念珠菌感染,指导患者吸药后及时用清水含漱口咽部,口服用药宜在饭后服用,以减少对胃肠道黏膜的刺激。气雾吸入糖皮质激素可减少其口服量,当吸入剂代替口服剂时,通常需同时使用 2 周后再逐步减少口服量,指导患者不得自行减量或停药。

(四)心理护理

很多患者因哮喘反复发作,对疾病产生恐惧心理,所以医护人员对待患者要亲切,多与患者交流,讲解哮喘的诱发因素及用药注意事项,注意倾听患者的反馈。在急性发作时守护及安慰患者,解除患者紧张情绪。

(五)健康指导

(1)指导患者应尽量避免接触环境中的过敏原,去除各种诱发因素,指导患者及家属能辨认哮喘发作的早期征象、症状及适当的处理方法。

(2)生活环境要舒适安静,空气新鲜,并定时通风,根据气候的变化随时增减衣服,避免受凉,在流感高发季节尽量减少在公共场所的活动。应戒烟及远离二手烟。

（3）饮食宜少食多餐，不可过饱。多食新鲜蔬菜水果，尽量避免能引起哮喘发作的食物，如虾、蟹等。

（4）避免剧烈运动，可选择适合自己的运动，如散步、打太极拳等。

（5）正确使用定量吸入器。遵医嘱按时服药，勿擅自停药或减量。定期到门诊复查，在医生的指导下减药或换药，如有不适，及时到医院就诊。

# 第四节　呼吸衰竭患者的护理

## 一、呼吸衰竭的定义

呼吸衰竭是指各种原因引起的肺通气和（或）换气功能严重障碍，以致在静息状态下亦不能维持足够的气体交换，导致低氧血症伴（或不伴）高碳酸血症，进而引起一系列病理生理改变和相应临床表现的综合征。

## 二、病因与分类

### （一）病因

**1. 肺通气功能障碍**

神经中枢及传导系统和呼吸肌疾患、呼吸道病变和胸廓疾患引起呼吸动力损害、呼吸道阻力增加和限制肺扩张所致的单纯通气不足和通气与血流比例失调，发生缺氧伴高碳酸血症。

**2. 肺组织病变**

如肺炎、肺不张、肺水肿、急性肺损伤及肺血管疾患和肺广泛纤维化，主要引起通气与血流比例失调、肺内静脉血分流和弥散功能损害的换气功能障碍，发生缺氧和动脉氧分压降低，严重者因呼吸肌疲劳伴高碳酸血症。

## (二)分类

### 1. 按动脉血气分析分类

①Ⅰ型呼吸衰竭：又称缺氧性呼吸衰竭，无 $CO_2$ 潴留。血气分析特点为 $PaO_2 < 60mmHg$，$PaCO_2$ 降低或正常，见于换气功能障碍。②Ⅱ型呼吸衰竭：既有缺氧，又有 $CO_2$ 潴留，血气分析特点为 $PaO_2 < 60mmHg$，$PaCO_2 > 50mmHg$，系肺泡通气不足所致。

### 2. 按发病急缓分类

①急性呼吸衰竭：由于多种突发致病因素使通气或换气功能迅速出现严重障碍，在短时间内发展为呼吸衰竭。②慢性呼吸衰竭：由于呼吸和神经肌肉系统的慢性疾病，导致呼吸功能损害逐渐加重。

### 3. 按发病机制分类

①泵衰竭：由呼吸功能障碍引起，以Ⅱ型呼吸衰竭表现为主。②肺衰竭：由肺组织及肺血管病变或气道阻塞引起，可表现Ⅰ型或Ⅱ型呼吸衰竭。

## 三、临床表现

### (一)症状

#### 1. 呼吸困难

是呼吸衰竭最早、最突出的症状，可表现为呼吸频率、节律和幅度的改变。较早表现为呼吸频率的增快，病情加重时出现呼吸困难，辅助呼吸肌活动加强，如三凹征。中枢性疾病或中枢神经抑制性药物所致的呼吸衰竭，表现为呼吸节律改变，如潮式呼吸、比奥呼吸等。

#### 2. 发绀

发绀是缺氧的典型表现，当 $SpO_2 < 90\%$ 或 $PaO_2 < 50mmHg$ 时，可在口唇、指甲等处出现发绀；另外，因发绀的程度与还原型血红蛋白含量相关，所以红细胞增多者

发绀更明显,贫血者则发绀不明显或不出现。

3. 神经精神症状

轻度缺氧表现为注意力分散,智力或定向力减退;随着缺氧的加重,可导致烦躁、神志恍惚、嗜睡及昏迷等。$CO_2$ 潴留早期,患者表现为兴奋(烦躁不安、昼睡夜醒甚至谵妄)。$CO_2$ 潴留加重,患者表现为抑制(表情淡漠、肌颤、间歇抽搐、嗜睡及昏迷等),这种由缺氧和 $CO_2$ 潴留导致的神经精神障碍综合征,称为肺性脑病。

(二)体征

血液循环系统早期血压升高,心率加快;晚期血压下降,心率减慢,出现心律失常,甚至心搏骤停。严重呼吸衰竭可对肝肾功能和消化系统产生影响,可有消化道出血、尿少、尿素氮升高、肌酐清除率下降、肾衰竭等。因胃肠道黏膜屏障功能损害,导致胃肠道黏膜充血水肿或应激性溃疡。

(三)实验室检查及其他辅助检查

1. 动脉血气分析

$PaO_2 < 60mmHg$,伴或不伴 $PaCO_2 > 50mmHg$,pH 可正常或降低。

2. 影像学检查

胸部 CT 和放射性核素肺通气/灌注扫描等可协助分析呼吸衰竭的原因。

3. 其他检查

肺功能的检查能判断通气功能障碍的性质及是否合并有换气功能障碍。

四、临床诊断与治疗

1. 诊断要点

有导致呼吸衰竭的病因或诱因;有低氧血症或伴高碳酸血症的临床表现;在海平面大气压下,静息状态呼吸空气时,$PaO_2 < 60mmHg$,或伴 $PaCO_2 > 50mmHg$,并排除心内解剖分流或原发性心排血量降低后,呼吸衰竭的诊断即可成立。

2. 治疗要点

呼吸衰竭的处理原则是在保呼吸道通畅条件下,迅速纠正缺氧、$CO_2$ 潴留,改善通气,积极治疗原发病,消除诱因,加强一般支持治疗和对其他重要脏器功能的监测与支持、预防和治疗并发症。

## 五、常见的护理诊断/问题

1. 低效性呼吸形态

与通气不足、通气与血流比例失调、肺内分流增加、弥散障碍等有关。

2. 清理呼吸道无效

与呼吸道感染、分泌物过多或黏稠、咳嗽无力、存在人工气道等有关。

3. 焦虑

与呼吸窘迫、疾病危重及对环境和事态失去自主控制有关。

4. 营养失调:低于机体需要量

与呼吸做功增加、机体消耗增加等有关。

5. 有受伤的危险

与意识障碍、沟通困难、不能自主呼吸需要正压通气治疗及存在人工气道等有关。

6. 自理缺陷

与严重缺氧、呼吸困难有关。

7. 潜在并发症

重要器官缺氧性损伤。

## 六、护理措施

### (一)基础护理

#### 1.环境与休息

病房内应保证空气流通,每日定时开窗通风,每次30min,避免对流风,防止受凉。室温保持在18~22℃,温度55%~65%为宜,避免烟雾灰尘及异味刺激。控制探视人员,尤其在流感期间,尽量减少人员探视,防止交叉感染。咳痰的患者应加强口腔护理,保持口腔清洁,预防口臭、舌炎、口腔溃疡的发生。

#### 2.饮食护理

给予高热量、高蛋白质、易消化富含维生素的饮食。针对Ⅱ型呼吸衰竭的患者,不宜给高糖的饮食,因为过高比例的糖类会增加$CO_2$产生量,可导致或加重高碳酸血症,故呼吸衰竭患者总热卡中糖类的比例应适当,不要过高,一般以占总热卡的50%~60%为宜。呼吸衰竭患者应减少产气食物的摄入,如豆类、薯类食品及碳酸类饮料等,以避免出现腹胀影响膈肌运动。

### (二)专科护理

#### 1.病情观察

(1)观察生命体征变化:呼吸衰竭的患者往往有原发基础疾病存在,常因感染、受伤、劳累等多种诱因导致急性加重,危及生命,认真观察患者的生命体征和生活习惯的改变等,及时发现病情变化。

(2)观察呼吸困难的改变:呼吸衰竭的患者都存在有不同程度的呼吸困难,主要表现为呼吸频率、节律和幅度的改变。

(3)观察意识变化:缺氧与$CO_2$潴留时,患者的神志、意识发生改变。当$PaO_2$低于30mmHg时,可出现意识丧失。昏迷患者应评估瞳孔、肌张力、腱反射及病理反射等。

2. 呼吸道管理

(1)保持呼吸道通畅:呼吸道堵塞可引起通气功能障碍,从而造成换气功能障碍,导致缺氧和 $CO_2$ 潴留。因此,及时清除分泌物,保证呼吸通畅,改善呼吸功能,是护理呼吸衰竭患者的主要措施之一。①对于神志清醒的患者,向患者讲清咳嗽、咳痰的重要性,鼓励患者咳嗽,并教给患者行之有效的咳嗽方法;②经常更换体位,能改善肺部血液循环,保证支气管各方面的引流,以利于支气管分泌物的排出。

(2)保持呼吸道湿化:目前临床上人工气道湿化主要采用恒温蒸汽(即呼吸机湿化器内定时添加蒸馏水作为湿化液)、气道冲洗、雾化吸入等方法。

(3)缓解支气管痉挛:雾化治疗等(遵医嘱使用支气管扩张剂、激素等)。

3. 合理氧疗

Ⅰ型呼吸衰竭患者需吸入较高浓度( $FiO_2 > 50\%$ )氧气,使 $PaO_2$ 迅速提高到 60mmHg 或 SaO2>90%。在达到预期目标后,应尽量降低吸氧浓度。Ⅱ型呼吸衰竭的患者一般在 $PaO_2 < 60mmHg$ 时才开始氧疗,应予低浓度( $<35\%$ )持续给氧,使 $PaO_2$ 控制在 60mmHg 或 $SaO_2$ 在 90%或略高,以防因缺氧完全纠正,使外周化学感受器失去低氧血症的刺激而导致呼吸抑制,反而会导致呼吸频率和幅度降低,加重缺氧和 $CO_2$ 潴留。

(三)用药护理

1. 应用抗感染药物的护理

应针对感染菌种选择抗生素,及时做血培养及痰涂片检查,以明确菌类或菌种,在应用抗生素治疗时,应按时、定量、准确给药,以保持满意的血药浓度,同时注意观察治疗效果及不良反应。

2. 应用呼吸兴奋剂的护理药物知识

(1)用药观察:呼吸兴奋药物作用快,即刻增加呼吸幅度和频率,使发绀减轻,神志渐清。用药后可出现血压增高、心悸、心律失常、咳嗽、呕吐、皮肤瘙痒、震颤、肌强直、出汗、颜面潮红、烦躁不安和发热等不良反应,中毒时可出现惊厥,继之中枢抑制。洛贝林过量时可导致心动过缓和传导阻滞,当出现以上不良反应时,应减慢滴速或停药,并通知医生。

(2)注意事项:呼吸兴奋剂用药过程中应保持呼吸道通畅,滴速不宜过快,密切观察患者神志、呼吸频率和节律变化,监测动脉血气分析变化,以调节滴入浓度。

(3)应用利尿剂的护理:应用利尿剂过程中应观察患者水肿、呼吸困难情况有否减轻,准确记录尿量。特别要注意低钾、低氯性碱中毒的表现,如肌无力、食欲缺乏、腹胀、心律失常,还应注意有无痰液干结不易咳出。

(四)心理护理

呼吸衰竭患者由于病情严重及经济上的困难往往容易产生焦虑、恐惧等消极心理,因此从护理上应该重视患者心理情绪的变化,积极采用语言及非语言的方式跟患者进行沟通,了解患者的心理及需求,提供必要的帮助。同时加强与患者家属之间的沟通,使家属能适应患者疾病带来的压力,能理解和支持患者,从而减轻患者的消极情绪,提高生命质量,延长生命时间。

(五)健康指导

(1)向患者及家属讲解疾病的发病机制、发展和转归,康复保健的意义,语言应通俗易懂。对一些文化程度不高的患者或老年人借助简易图形进行讲解,使患者理解康复保健的意义与目的。

(2)鼓励患者进行呼吸运动锻炼,教会患者有效咳嗽、咳痰技术,如缩唇呼吸、腹式呼吸、体位引流、拍背等,提高患者自我护理能力,加速康复,延缓肺功能恶化。

(3)遵医嘱正确用药,熟悉药物的用法、剂量和注意事项等。教会低氧血症的患者及家属学会合理的家庭氧疗方法及注意事项。

(4)指导患者制订合理的活动与休息计划,教会患者减少氧耗量的活动与休息方法。

(5)增强体质,避免各种引起呼吸衰竭的诱因。

(6)若有咳嗽加剧、痰液增多和变黄、气急加重等变化,应尽早就医。

# 第二章　循环系统疾病患者的护理

## 第一节　心力衰竭患者的护理

### 一、心力衰竭的定义和发病机理

#### (一)心力衰竭的定义

心力衰竭(heart failure,HF)是各种心脏结构或功能性疾病导致心室充盈及(或)射血功能受损,心排血量不能满足机体组织代谢需要,以肺循环和(或)体循环淤血,器官、组织血液灌注不足为临床表现的一组综合征,主要表现为呼吸困难、体力活动受限和体液潴留。

#### (二)病因与发病机制

1. 基本病因

(1)原发性心肌损害:包括缺血性心肌损害、心肌炎和心肌病、心肌代谢障碍性疾病等。

(2)心脏负荷过重:压力负荷(后负荷)过重,见于高血压、主动脉瓣狭窄、肺动脉高压、肺动脉瓣狭窄等;容量负荷(前负荷)过重,见于心脏瓣膜关闭不全、间隔缺损、慢性贫血、甲状腺功能亢进症等。

2. 诱因

(1)感染:呼吸道感染是最常见,最重要的诱因。

(2)心律失常:心房颤动是器质性心脏病最常见的心律失常之一,也是诱发心力衰竭最重要的因素。

（3）血容量增加：如摄入钠盐过多，静脉输入液体过多、过快等。

（4）生理或心理压力过大：如过度劳累、剧烈运动或情绪激动等。

（5）妊娠后期及分娩过程：妊娠和分娩可加重心脏负荷，诱发心力衰竭。

（6）其他：治疗不当（不恰当停用利尿药物）、风湿性心脏瓣膜病出现风湿活动等。

3. 发病机制

机体首先发生多种代偿机制，随着病情进展，进入失代偿期。心室重塑是心力衰竭发生、发展的基本病理机制。

4. 心力衰竭的分期与分级

（1）心力衰竭分期：

A 期（前心力衰竭阶段）：心力衰竭高危期，尚无心脏结构或功能异常或心力衰竭症状和（或）体征。

B 期（前临床心力衰竭阶段）：已有结构性心脏病，无心力衰竭症状和（或）体征。

C 期（临床心力衰竭阶段）：已有结构性心脏病，既往或目前有心力衰竭症状和（或）体征。

D 期（难治性终末期心力衰竭阶段）：虽经严格优化内科治疗，但休息时仍有症状，常伴心源性恶病质。

（2）心力衰竭分级：心力衰竭的严重程度通常采用美国纽约心脏病学会（NY-HA）提出心功能分级方法。

Ⅰ级：心脏病患者日常活动量不受限制，一般活动不引起之力、呼吸困难等心衰症状。

Ⅱ级：心脏病患者的体力活动受到轻度的限制，休息时无自觉症状，但平时一般活动可出现心力衰竭症状。

Ⅲ级：心脏病患者体力活动明显受限，低于平时一般活动即引起心力衰竭症状。

Ⅳ级:心脏病患者不能从事任何体力活动,休息状态下也出现心力衰竭的症状,体力活动后加重。

(3)6分钟步行试验:要求患者在平直走廊里尽可能快地行走,测定6分钟的步行距离,若6分钟步行距离<150m,表明为重度心力衰竭;150~450m为中度心力衰竭;>450m为轻度心力衰竭。本试验通过评定慢性心力衰竭患者的运动耐力评价心力衰竭严重程度和疗效。

## 二、慢性心力衰竭患者的护理

### (一)慢性心力衰竭的定义

慢性心力衰竭(chronic heart failure,CHF)是心力衰竭患者一个缓慢的发展过程,一般均有代偿性心脏扩大或肥厚及其他代偿机制的参与。是大多数心血管疾病的最终归宿,也是最主要的死亡原因。

### (二)临床表现

1. 左心衰竭

以肺循环淤血及心排血量降低表现为主。

(1)症状:

①程度不同的呼吸困难,可表现为劳力性呼吸困难、夜间阵发性呼吸困难、端坐呼吸、急性肺水肿。

②咳嗽、咳痰、咯血,以白色浆液性泡沫状痰为其特点。

③乏力、疲倦、头晕、心慌。

④少尿及肾功能损害症状。

(2)体征:

①肺部湿性啰音:随着病情的由轻到重,肺部啰音可从局限于肺底部直至全肺。

②心脏体征:一般均有心脏扩大、肺动脉瓣区第二心音亢进及舒张期奔马律。

2. 右心衰竭

以体循环淤血的表现为主。

（1）症状：常有腹胀、食欲缺乏、恶心、呕吐等消化道症状及劳力性呼吸困难。

（2）体征：

①水肿：其特征为首先出现于身体最低垂的部位，常为对称性、可压陷性。

②颈静脉征：颈静脉搏动增强、充盈、怒张是右心衰竭时的主要体征，肝颈静脉反流征阳性则更具特征性。

③肝脏肿大：持续慢性右心衰竭可致心源性肝硬化，晚期可出现大量腹水。

④心脏体征：右心衰竭时可因右心室显著扩大而出现三尖瓣关闭不全的反流性杂音。

3. 全心衰竭

右心衰竭继发于左心衰竭而形成的全心衰竭。当右心衰竭出现之后，右心排血量减少，因此，阵发性呼吸困难等肺淤血症状反而有所减轻。

4. 实验室检查及其他辅助检查

（1）利钠肽检查：是心衰诊断、患者管理、临床事件风险评估中的主要指标。

（2）X线检查：提供心脏增大、肺淤血及原有肺部疾病的信息。KerleyB线是慢性肺淤血的特征性表现。

（3）超声心动图：是心力衰竭诊断中最有价值的检查方法。比X线更准确地提供各心腔大小变化、心瓣膜结构、功能情况、估计心脏的收缩和舒张功能。正常LVEF值>50%，LVEF≤40%为收缩期心力衰竭的诊断标准。

（三）临床诊断与治疗

1. 诊断要点

心力衰竭的诊断是综合病因、病史、症状、体征及客观检查而做出的。左心衰竭的肺淤血引起呼吸困难，右心衰竭的体循环淤血引起水肿是诊断心力衰竭的重要依据。

2. 治疗要点

建立心力衰竭从"防"到"治"的全面概念。达到以下目的:提高运动耐量,改善生活质量;阻止或延缓心肌损害进一步加重;降低死亡率。

(1)病因治疗:基本病因的治疗(高血压、冠心病等)及消除诱因(呼吸道感染等)。

(2)一般治疗:包括患者教育、体质量管理、限水、限钠、低脂饮食、戒烟限酒、控制体力活动等。

(3)药物治疗:改善血流动力学的治疗有利尿剂、正性肌力药物及血管扩张剂的应用;延缓心肌重构的治疗有血管紧张素转换酶抑制剂(ACEI)、血管紧张素受体阻滞剂(ARB)、β受体阻滞剂等。

(4)非药物治疗:心脏再同步化治疗(CRT)和心脏移植等。

(四)常见护理诊断/问题

1. 气体交换受损

与左心衰竭致肺淤血有关。

2. 体液过多

与右心衰竭致体循环淤血、水钠潴留、低蛋白血症有关。

3. 活动无耐力

与心排血量下降有关。

4. 潜在并发症

洋地黄中毒。

(五)护理措施

1. 基础护理

(1)休息与活动:根据心功能分级,指导活动量,避免劳累。心功能Ⅰ级者:不限制活动,但应增加午休时间;心功能Ⅱ级者:可从事轻微活动,但需增加活动的间隔时间和睡眠时间;心功能Ⅲ级者:以卧床休息,限制活动量为宜;心功能Ⅳ级者:严格卧床休息,半卧位或坐位。照顾患者的起居。

(2)饮食护理:宜低盐(<5g/d,1g盐=1牙膏盖)、低脂、清淡、易消化饮食,少量多餐。

2.专科护理

(1)病情观察:

①观察一般情况:意识、脉搏及脉压、心率、心律、血压、$SpO_2$、体位、体质量、皮肤完整性的变化。

②观察呼吸困难症状:胸闷、气促、劳力性呼吸困难、夜间阵发性呼吸困难或端坐呼吸,咳嗽、咳痰(白色或粉红色泡沫痰)及咯血。

③观察周围血管灌注不良的症状:出汗、脉细速、皮肤发凉、毛细血管充盈度差等,以及肾灌注减少的症状,包括尿量逐渐减少、血尿素氮、肌酐升高。

④观察右心衰竭产生的体静脉充血增强的征象:水肿、颈静脉怒张、肝大、腹水等。

⑤观察电解质紊乱症状:头晕、乏力、口渴、心电图改变等,观察BNP的动态变化。

(2)呼吸困难护理:遵医嘱根据SpCV情况予以不同方式氧疗,并观察呼吸困难的减轻程度;有明显呼吸困难者予高枕卧位或半卧位,端坐呼吸者可使用床上小桌,必要时双腿下垂。

(3)水肿护理:轻度水肿者限制活动,严重水肿时卧床休息,水肿减轻后可起床活动。给予高蛋白质、易消化饮食。严格限制液体(小于1500mL/d),控制输液速度,记录出入量。正确测量体质量(晨、空腹体质量减轻0.5~1kg/d)及腹围。保持患者皮肤清洁,定时翻身,防止皮肤受损。

3.用药护理

(1)利尿剂:包括排钾(氢氯噻嗪、呋塞米)和保钾(螺内酯、阿米洛利)两大类。主要不良反应为电解质紊乱(低钾、低钠、低氯性碱中毒)。

(2)肾素-血管紧张素-醛固酮系统抑制剂:血管紧张素转化酶抑制剂(ACEI:

卡托普利、贝那普利)是目前治疗慢性心力衰竭的首选用药,主要不良反应有干咳、低血压、头昏、肾损坏;血管紧张素受体拮抗剂(ARB:氯沙坦、厄贝沙坦)是当心力衰竭患者因 ACEI 引起的干咳而不能耐受时,可改用 ARB。

(3)β 受体阻滞剂(美托洛尔、比索洛尔、阿替洛尔):主要不良反应有心动过缓、液体潴留,用药期间若心率<50 次/分,及时汇报医生。

(4)正性肌力的药物:洋地黄类药物(毛花苷 C、地高辛)。毛花苷 C 适用于急性或慢性心力衰竭加重时,特别适用于心力衰竭伴快速心房颤动者,每次0.2~0.4mg,稀释后缓慢静推(10~15min),并同时监测心率、心律及心电图变化。口服地高辛期间,若脉搏低于 60 次/分或节律不规则应暂停给药,报告医生。使用中应观察洋地黄中毒的表现,如恶心、呕吐、视力模糊、黄绿视及心律失常等。

4.心理护理

给予患者鼓励、支持,增强治疗信心。

5.健康指导

(1)预防病情加重:注意避免各种诱发因素,如感染(尤其是呼吸道感染)、过度劳累、情绪激动、输液过快过多等。育龄妇女应在医生指导下决定是否可以妊娠和自然分娩。

(2)提高对治疗的依从性:教育家属给予患者积极支持,帮助保持情绪稳定,配合治疗。严格遵医嘱服药,做好病情的自我监测,当发现体质量增加(>2kg/3d)或出现胸闷、气促等呼吸困难时亦应及时就诊。

### 三、急性心力衰竭患者的护理

#### (一)急性心力衰竭的定义

急性心力衰竭(acute heart failure,AHF)是指心力衰竭急性发作和(或)加重的一种临床综合征,可表现为急性新发或慢性心力衰竭急性失代偿。

（二）病因

最常发生急性左心衰竭。常见的病因有急性广泛前壁心肌梗死、输液过多过快等。

（三）临床表现

突发严重呼吸困难,呼吸频率常达每分钟 30～40 次,强迫坐位、面色灰白、发绀、大汗、烦躁,同时频繁咳嗽,咳粉红色泡沫状痰,严重者出现心源性休克等。两肺满布湿啰音和哮鸣音。

（四）临床诊断与治疗

1. 诊断要点

根据典型症状与体征,如突发极度呼吸困难、咳粉红色泡沫痰、两肺满布湿啰音等,一般不难做出诊断。

2. 治疗要点

（1）体位:取坐位,双腿下垂,以减少静脉回流。

（2）吸氧:立即高流量（6～8L/min）给氧,严重者应采用无创呼吸机持续加压（CPAP）或双水平气道正压（BiPAP）给氧,使血氧饱和度维持在>95%水平。

（3）救治准备:开放 2 条静脉通道、心电监护等。

（4）镇静:吗啡 3～5mg 静脉注射。

（5）快速利尿:呋塞米 20～40mg 静注,于 2min 内推完,10min 内起效。

（6）出入量的管理:维持患者每日出入量负平衡 500mL,严重肺水肿患者每日负平衡可达 1000～2000mL。注意观察患者电解质的变化。

（7）血管扩张剂:

1）硝酸甘油:扩张小静脉,降低回心血量,以 $10\mu g/min$ 开始,以收缩压达到90～100mmHg 为度。

2）硝普钠:为动、静脉血管扩张剂,一般剂量 $12.5～25\mu g/min$ 泵入,现配现用,避光使用,因代谢物含有氰化物,溶液的保存与应用不应超过 24h。

(8)洋地黄类药物:最适合用于有快速心室率的心房颤动合并心室扩大伴左心室收缩功能不全者。

(9)机械辅助治疗:主动脉内球囊反搏(IABP)和临时心肺辅助系统,对极危重患者,有条件的医院可采用。

# 第二节　心律失常患者的护理

1.心律失常的定义

心律失常是指心脏冲动的频率、节律、起源部位、传导速度或激动次序的异常。按其发生原理,分为冲动形成异常和冲动传导异常两大类。

2.窦性心律

正常窦性心律的冲动起源于窦房结,频率为 60~100 次/分。心电图显示窦性心律的 P 波在 Ⅰ 、Ⅱ 、aVF 导联直立,aVR 倒置,PR 间期 0.12~0.20s。

## 一、快速性心律失常患者的护理

### (一)心动过速

1.窦性心动过速

成人窦性心律的频率超过 100 次/分。

2.阵发性室上性心动过速

(1)临床表现:心动过速发作突然起始与终止,持续时间长短不一。症状包括心悸、胸闷、焦虑不安、头晕,少见有晕厥、心绞痛、心力衰竭与休克者。

(2)心电图特点:①心率 150~250 次/分,节律规则;②QRS 波群形态正常或畸形;③P 波为逆行性(Ⅱ、Ⅲ、aVF 导联倒置);④起始突然。

(3)治疗要点:

①刺激迷走神经:如颈动脉窦按摩(切莫双侧同时按摩)、Valsalva 动作、诱导恶心等方法。

②药物治疗:首选腺苷(6~12mg 快速静注)。

③其他:食管心房调搏术能有效终止发作。以上治疗无效或有血流动力学改变应立即同步直流电复律。

④导管消融技术安全、有效且能根治心动过速,应优先考虑应用。

3. 室性心动过速

(1)临床表现:非持续性室速(发作时间短于 30s,能自行终止)的患者通常无症状。持续性室速(发作时间超过 30s,需药物或电复律始能终止)常伴有明显血流动力学障碍:低血压、晕厥、心绞痛等。

(2)心电图特点:①3 个或以上的室性期前收缩连续出现;②QRS 波群形态畸形,时限超过 0.12s;ST-T 波方向与 QRS 波群主波方向相反;③心室率通常为100~250 次/分;④室房分离;⑤心室夺获与室性融合波,对确立室速诊断提供重要依据。

(3)治疗要点:有器质性心脏病或有明确诱因应首先予针对性治疗;无器质性心脏病患者发生非持续性室速,如无症状或血流动力学影响,处理原则同室性期前收缩;持续性室速发作,无论有无器质性心脏病,应给予治疗。室速患者如无显著的血流动力学障碍,首先给予静脉注射利多卡因、胺碘酮等。若有血流动力学改变立即实施直流电复律。洋地黄中毒引起的室速,不宜用电复律。

(二)期前收缩

期前收缩是由窦房结以外的异位起搏点提早发出的冲动控制心脏收缩所致。

1. 临床表现

可有漏跳或心跳暂停感,频发或连续发作出现血流动力学改变,如晕厥、头晕、心绞痛等。

2. 心电图特点

(1)房性期前收缩:提前出现的 P 波,其形态与窦性 P 波稍有差别,其 PR 间期

0.12~0.20s。

(2)室性期前收缩:①提前发生的 QRS 波群,时限通常超过 0.12s、宽大畸形,ST 段与 T 波的方向与 QRS 主波方向相反,有完全代偿间期;②室性期前收缩与其前面的窦性搏动之间期(称为配对间期)恒定。

3. 治疗要点

无器质性心脏病,若无症状,不必使用药物治疗,有明显症状,治疗以消除症状为目的,宜选用 β 受体阻滞剂;急性心肌缺血患者,出现频发、多源(形)性、R on T 现象时,首选药物为静注利多卡因;心肌梗死后合并心力衰竭伴室性期前收缩患者,宜选胺碘酮。

(三)扑动与颤动

1. 临床表现

(1)心房扑动:心室率不快时可无症状;伴有极快的心室率,可诱发心绞痛、心力衰竭。

(2)心房颤动:房颤症状的轻重受心室率快慢的影响。心室率超过 150 次/分,患者可发生心绞痛与充血性心力衰竭。房颤并发体循环栓塞的危险性甚大。心脏听诊第一心音强度变化不定,心律极不规则,脉搏短绌。

(3)室扑与室颤:包括意识丧失、抽搐、呼吸停顿,甚至死亡,听诊心音消失、脉搏触不到,血压无法测到。

2. 心电图特点

(1)心房扑动:P 波消失,代之以频率 250~350 次/分,间隔均匀,形状相似的 F 波。

(2)心房颤动:P 波消失,代之以频率 350~600 次/分,间隔不均匀,形状不同的 f 波;QRS 波群间隔绝对不规则,心室率 100~160 次/分;QRS 波群形态通常正常。

(3)心室颤动:表现为形态、频率及振幅均极不规则,无法辨认 QRS 波群、ST

段与 T 波。

3. 治疗要点

(1)心房扑动:对转复房扑最有效的方法是同步直流电复律术。

(2)心房颤动:对于合并瓣膜病或 $CHA_2DS_2-VAS_c$ 评分≥2 分的患者易发生血栓栓塞,需抗凝治疗;转复并维持窦性心律,包括药物转复、电转复及导管消融治疗;同时需药物控制心室率,无器质性心脏病患者目标是控制心室率<110 次/分。

(3)室扑与室颤:立即实施非同步直流电除颤。

## 二、缓慢性心律失常患者的护理

### (一)窦性心动过缓

成人窦性心律的频率低于 60 次/分。

### (二)窦性停搏

在较正常 PP 间期显著长的时间内无 P 波发生,或 P 波与 QRS 波群均不出现,长的 PP 间期与基本的窦性 PP 间期无倍数关系。

### (三)房室传导阻滞

房室传导阻滞是指房室交界区脱离了生理不应期后,心房冲动传导延迟或不能传导至心室。

1. 临床表现

第一度房室传导阻滞患者通常无症状。第二度房室传导阻滞可引起心搏脱漏,可有心悸症状,也可无症状。第三度房室传导阻滞的症状取决于心室率的快慢与伴随病变,包括疲倦、乏力、头晕、晕厥、心绞痛、心力衰竭。因心室率过慢导致脑缺血,患者可出现暂时性意识丧失,甚至抽搐,称为阿-斯(Adams-Stokes)综合征,严重者可致猝死。

2. 心电图特点

(1)第一度房室传导阻滞:PR 间期>0.20s,无 QRS 波群脱落。

(2)第二度房室传导阻滞:

①第二度 Ⅰ 型房室传导阻滞:PR 间期进行性延长,直至 QRS 波群脱落;包含受阻 P 波在内的 RR 间期小于正常窦性 PP 间期的 2 倍。

②第二度 Ⅱ 型房室传导阻滞:PR 间期恒定不变,间歇性 P 波后 QRS 波群脱落。

(3)第三度(完全性)房室传导阻滞:心房与心室活动各自独立、互不相关;心房率快于心室率;心室起搏点通常在阻滞部位稍下方。

3. 治疗要点

应针对病因进行治疗。第一度房室传导阻滞与第二度 Ⅰ 型房室传导阻滞心室率不太慢者,无须特殊治疗。第二度 Ⅱ 型与第三度房室传导阻滞如心室率显著缓慢,伴有明显症状或血流动力学障碍,应给予起搏治疗。阿托品、异丙肾上腺素仅适用于无心脏起搏条件的应急情况。

(四)常见护理诊断/问题

1. 活动无耐力

与心律失常导致心悸或心排血量减少有关。

2. 潜在并发症:猝死

3. 有受伤的危险

与心律失常引起的头晕、晕厥有关。

4. 焦虑

与心律失常反复发作、疗效欠佳有关。

(五)护理措施

1. 基础护理

(1)休息：评估患者心律失常的类型及临床表现，与患者及家属共同制订活动计划，对无器质性心脏病的良性心律失常患者，鼓励其正常工作和生活，建立正常的生活方式，保持心情舒畅，避免过度劳累。

(2)饮食护理：嘱患者多食纤维素丰富的食物，保持大便通畅，心动过缓患者避免排便时过度屏气，以免兴奋迷走神经而加重心动过缓。避免饱食及摄入咖啡等诱发心律失常的兴奋性食物。

2. 专科护理

病情观察：当心电图或心电监护中发现以下任何一种心律失常，应及时与医生联系，并准备急救处理。频发室性期前收缩(每分钟 5 次以上)、多源性、成对的或 R on T 的室性期前收缩；阵发性室性心动过速；窦性停搏、第二度Ⅱ型以上房室传导阻滞。当心率<50 次/分或>120 次/分需汇报医生处理。同时监测电解质的变化。

(六)用药护理

1. 快速性心律失常用药

严格遵医嘱按时、按量给予抗心律失常药物，静脉注射时予患者心电监护，速度宜慢(ATP、腺苷除外)，一般 10~15min 内注完，静滴药物时尽量用微量泵。

(1)Ⅰ类钠通道阻滞剂(Ⅰa 类：奎尼丁；Ⅰb 类：利多卡因、美西律；Ⅰc 类：普罗帕酮)。

(2)Ⅱ类 β 受体阻滞剂(美托洛尔、比索洛尔、阿替洛尔)：β 受体阻滞剂可致心动过缓，抑制心肌收缩力，增强呼吸道阻力，诱发支气管哮喘。

(3)Ⅲ类钾通道阻滞剂(胺碘酮)：胺碘酮首次 150mg 缓慢静注(10min)，先按 1mg/min 静滴，然后 0.5mg/min 持续静滴(需 5%GS 稀释)。胺碘酮静脉用药可引起静脉炎，应优先选择中心静脉置管。配制药物浓度不要过高，严密观察穿刺局部情况，谨防药物外渗。

（4）Ⅳ类钙通道阻滞剂（维拉帕米、地尔硫䓬）：静推速度不能过快，易引起血压降低。

2. 缓慢性心律失常用药

β受体激动剂（异丙肾上腺素）：增强心肌收缩力，提高心率。使用过程中需监测心电、血压，使用微量泵严格控制速度，常见不良反应有口咽发干、心悸，M胆碱能受体阻断剂（阿托品）对心脏的主要作用是提高心率。

（七）健康指导

1. 疾病知识指导

向患者及家属讲解心律失常的常见病因、诱因及防治知识。遵医嘱服药，定期复诊。

2. 避免诱因

避免劳累、感染、情绪激动、便秘、电解质紊乱、失眠等诱因。

3. 家庭护理

教给患者自测脉搏的方法以利于自我监测病情；对反复发生严重心律失常者，教会家属简单的急救知识。

# 第三节　心搏骤停与心脏性猝死患者的护理

1. 心搏骤停与心脏性猝死的定义

（1）心搏骤停：是指心脏射血功能的突然终止。导致心搏骤停的病理生理机制最常见的为快速型室性心律失常（室颤和室速）。

（2）心脏性猝死：是指急性症状发作后1h内发生的以意识突然丧失为特征的、由心脏原因引起的自然死亡。绝大多数心脏性猝死发生在有器质性心脏病的患者。

2.. 临床表现

心脏性猝死的临床经过可分为 4 个时期,即前驱期、终末事件期、心搏骤停与生物学死亡。心搏骤停主要表现为意识突然丧失或伴有短阵抽搐;心音,颈、股动脉搏动消失;呼吸断续或停止;瞳孔散大;皮肤苍白或发绀。心电图表现为心室扑动或颤动、无脉性电活动、心室停搏。

3. 心搏骤停的处理

(1)识别与呼救:当发现患者无反应,无呼吸或仅是喘息,无脉搏(10s 内完成),应设法通知并启动急救医疗系统(emergency medical system,EMS)。

(2)基础生命活动的支持(basic life support,BLS):一旦确立心搏骤停的诊断,应立即进行 BLS。

①胸外按压和早期除颤:患者仰卧平躺于硬质平面,实施者双掌重叠,双肘直,用肩部力量垂直按压患者胸骨中、下 1/3 交界处,成人按压深度 5~6cm,频率 100~120 次/分,保证每次按压后胸廓充分回弹,每次中断时间控制在 10s 内。迅速除颤是首选的治疗方法(3~5min 内)。如果具备自动电除颤仪(automatic external defibrillation,AED),应该联合应用 CPR 和 AED。如米用双向波电除颤可以选择 150~200J,单向波电除颤应选择 360J。一次电击无效应继续胸外按压和人工通气,5 个周期的 CRP 后(约 2min)再次分析心律,必要时再次除颤。

②开通气道:保持呼吸道通畅是成功复苏的重要一步,可采用仰头抬颏法。

③人工呼吸:开放气道后,在确保气道通畅的同时立即进行人工通气,两次人工通气后应该立即胸外按压。按压-通气比单人为 30∶2。气管内插管是建立人工通气的最好方法。

(3)高级生命支持(advanced life support,ALS):是在基础生命支持的基础上,应用辅助设备、特殊技术等建立更为有效的通气和血运循环,主要措施包括气管插管与氧供、除颤、起搏和药物治疗。在复苏过程中必须持续监测心电图、血压、脉搏、血氧饱和度等,必要时还需要进行有创血流动力学监测。肾上腺素是 CPR 的首选药物。常规给药方法是静脉推注 1mg,每 3~5min 重复 1 次,可逐渐增加剂量至 5mg。给予 2~3 次除颤加 CPR 及肾上腺素之后仍然是室颤或无脉室速,考虑给予抗心律失常药。常用药物为胺碘酮,可考虑用利多卡因。

(4)复苏后处理:心肺复苏后的处理原则和措施包括维持有效的循环和呼吸功能,预防再次心搏骤停,维持水、电解质和酸碱平衡,防治脑水肿、急性肾衰竭和继发感染等。其中重点是脑复苏,主要措施包括:降温,体温降至 32~34℃;脱水,应用渗透性利尿剂(20%甘露醇),以减轻脑组织水肿和降低颅内压;防治抽搐;高压氧治疗;促进早期脑血流灌注。

(5)心脏性猝死的预防:关键是识别出高危人群。β 受体阻滞剂能明显减少急性心肌梗死、心肌梗死后及充血性心力衰竭患者心脏性猝死的发生。近年的研究已证明,埋藏式心脏复律除颤器(implantable cardioverter-defibrillator,ICD)能在十几秒内自动识别室颤、室速并电除颤,是目前防治心脏性猝死最有效方法。

# 第四节 冠状动脉粥样硬化性心脏病患者的护理

1. 冠状动脉粥样硬化性心脏病的定义

冠状动脉粥样硬化性心脏病(coronary atherosclerotic heart disease,CHD)指冠状动脉发生粥样硬化引起管腔狭窄或闭塞,导致心肌缺血、缺氧或坏死而引起的心脏病。

冠状动脉粥样硬化性心脏病是动脉粥样硬化导致器官病变的最常见类型。近年趋于将本病分为急性冠状动脉综合征(acute coronary syndrome,ACS)和慢性冠脉病(chronic coronary artery disease,CAD)两大类。前者包括不稳定型心绞痛(unstable angina,UA)、非 ST 段抬高型心肌梗死(Non-st segment elevation myocardial infarction,NSTEMI)和 ST 段抬高型心肌梗死(st-segment elevation myocardial infarction,STEMI)、冠心病猝死;后者包括稳定型心绞痛、隐匿性冠心病等。

2. 冠状动脉粥样硬化性心脏病的危险因素

本病是多病因的疾病,主要的危险因素:①年龄、性别:临床上多见于 40 岁以上的中、老年人。②血脂异常:脂质代谢异常是动脉粥样硬化最重要的危险因素。总胆固醇(TC)、三酰甘油(TG)、低密度脂蛋白(LDL)或极低密度脂蛋白(VLDL)

增高,载脂蛋白 B(ApoB)增高;高密度脂蛋白(HDL 即 α 脂蛋白)减低,载脂蛋白 A(ApoA)降低都被认为是危险因素。③高血压。④吸烟。⑤糖尿病和糖耐量异常。其他的危险因素:肥胖,脑力劳动者,进较高热量、含较多动物性脂肪、胆固醇、糖和盐的食物,遗传因素,A 型性格,口服避孕药等。

## 一、稳定型心绞痛患者的护理

### (一)稳定型心绞痛的定义

稳定型心绞痛是在冠状动脉固定性严重狭窄的基础上,由于心肌负荷的增加引起心肌急剧的、暂时的缺血缺氧的临床综合征。

### (二)病因与发病机制

当冠状动脉的供血与心肌的需血之间发生矛盾,冠状动脉血流量不能满足心肌代谢的需要,引起心肌急剧的、暂时的缺血缺氧时,即可发生心绞痛。

### (三)临床表现

1. 症状

心绞痛以发作性胸痛为主要临床表现,疼痛的特点如下。

(1)部位:主要在胸骨体之后,可波及心前区,有手掌大小范围。常放射至左肩、左臂内侧达无名指和小指,或至颈、咽或下颌部。

(2)性质:常为压迫、发闷或紧缩性,也可有烧灼感。发作时,患者往往被迫停止正在进行的活动,直至症状缓解。

(3)诱因:体力劳动或情绪激动、饱食、寒冷、吸烟、心动过速、休克等。

(4)持续时间:疼痛出现后常逐步加重,然后在 3~5min 内渐消失,很少超过半小时。

(5)缓解方式:休息或舌下含用硝酸甘油后可缓解。

2. 体征

心绞痛发作时常见心率增快、血压升高、表情焦虑、皮肤冷或出汗,有时出现第四或第三心音奔马律。

3. 实验室检查及其他辅助检查

(1)实验室检查:查血糖、血脂了解危险因素;查血清心肌损伤标志物以与 ACS 鉴别等。

(2)心电图检查:是发现心肌缺血、诊断心绞痛最常用的检查方法。心绞痛发作时可出现暂时性心肌缺血引起的 ST 段压低≥0.1mV;运动负荷试验及心电图连续动态监测可提高缺血性心电图的检出率。

(3)放射性核素检查:利用放射性铊显示心肌的灌注缺损提示心肌缺血,有助于诊断。

(4)冠状动脉造影:可使冠状动脉得到清楚的显影,具有确诊价值。

(四)临床诊断与治疗

1. 诊断要点

根据典型心绞痛的发作特点和体征,结合年龄和存在冠心病危险因素,除外其他原因所致的心绞痛,一般即可建立诊断。

加拿大心血管病学会(CCS)将心绞痛严重度分为四级。

Ⅰ级:一般体力活动(如步行和登楼)不受限,仅在强、快或持续用力时发生心绞痛。

Ⅱ级:一般体力活动轻度受限。快步、饭后、寒冷或刮风中、精神应激或醒后数小时内发作心绞痛。一般情况下平地步行 200m 以上或登楼一层以上受限。

Ⅲ级:一般体力活动明显受限,一般情况下平地步行 200m,或登楼一层引起心绞痛。

Ⅳ级:轻微活动或休息时即可发生心绞痛。

2. 治疗要点

原则是避免诱发因素,改善冠状动脉血供,治疗动脉粥样硬化,预防心肌梗死、改善生存质量。

(1)发作时的治疗:发作时立刻休息;药物治疗:硝酸甘油,可用 0.5mg,置于舌下含化,1~2min 起效,半小时后作用消失。一般连用不超过 3 次,每次间隔 5min。

(2)缓解期的治疗:

1)生活方式调整:合理膳食(低脂:脂肪摄入量<总热量 30%;低胆固醇:每日摄入量<500mg);控制体重(BMI 20~24);适当活动(应循序渐进,不宜剧烈活动),活动时以不感到疲劳、胸闷、气喘为宜;戒烟限酒;减轻精神压力。

2)药物治疗:①改善缺血、减轻症状的药物:β 受体阻滞剂、硝酸酯制剂、钙通道阻滞剂(calcium channel blockers,CCB)、代谢类药物如曲美他嗪;②预防心肌梗死、改善预后的药物:抗血小板治疗、调脂药物、血管紧张素转换酶抑制剂(ACEI)等。

3)血运重建治疗:血管重建治疗包括经皮冠状动脉介入治疗(percutaneous coronary intervention,PCI)及冠状动脉旁路移植术(coronary artery bypass grafting,CABG)。

## 二、急性冠状动脉综合征患者的护理

ACS 是一组由急性心肌缺血引起的临床综合征,主要包括 UA、NSTEMI 及 STEMI。

### (一)不稳定型心绞痛和非 ST 段抬高型心肌梗死

1.定义

UA、NSTEMI 是由动脉粥样硬化不稳定斑块破裂或糜烂,伴有不同程度的表面血栓形成、血管痉挛及远端血管栓塞所导致的一组临床综合征,合称为非 ST 段抬高型急性冠脉综合征。其不同点主要表现为缺血的严重程度及是否导致心肌损害。

2.病因与发病机制

主要病理基础为动脉粥样硬化不稳定斑块破裂或糜烂导致冠状动脉内血栓形

成,导致心肌缺血、缺氧。其中,NSTEMI 常因心肌持续性缺血导致心肌坏死。

3. 临床表现

患者胸部不适的性质与典型的稳定型心绞痛相似,但程度更重,持续时间更长,可达数十分钟,休息时也可发生。

4. 治疗要点

治疗目的,即刻缓解缺血和预防严重不良反应后果。

(1)一般处理:卧床休息,必要时心电监测。有呼吸困难、发绀者予吸氧,维持血氧饱和度达到90%以上。

(2)药物治疗及冠状动脉血运重建:抗心肌缺血、抗血小板聚集、调脂药物、PCI、CABG 等治疗原则同稳定型心绞痛。对于中、高危的 UA 或 NSTEMI 患者予抗凝治疗,如普通肝素、低分子肝素等。

(二)急性 ST 段抬高型心肌梗死

1. 定义

STEMI 是指急性心肌缺血性坏死,是在冠状动脉病变的基础上,发生冠状动脉血供急剧减少或中断,使相应的心肌严重而持久缺血所致。

2. 病因与发病机制

基本病因是冠状动脉粥样硬化,造成一支或多支血管管腔狭窄和心肌血供不足,使心肌严重而持久地急性缺血达 20~30min 以上,即可发生 AMI。绝大多数的 AMI 是由于不稳定的粥样斑块溃破,继而出血和管腔内血栓形成,而使管腔闭塞。

促使斑块破裂出血及血栓形成的诱因有:晨起 6 时至 12 时交感神经活动增加,心肌收缩力等增高,冠状动脉张力增高;饱餐;重体力活动、情绪过分激动、血压剧升或用力大便时,致左心室负荷明显加重;休克、脱水、出血、外科手术或严重心律失常,致心排血量骤降,冠状动脉灌流量锐减。

3. 临床表现

与梗死的大小、部位、侧支循环情况密切相关。

（1）先兆：心绞痛发作较以往频繁、程度较剧、持续较久、硝酸甘油疗效差、诱发因素不明显。

（2）症状：

①疼痛：是最先出现的症状，多发生于清晨，但诱因多不明显，且常发生于安静时，程度较重，持续时间较长，可达数小时或更长，休息和含用硝酸甘油片多不能缓解。

②全身症状：有发热、心动过速等，体温一般在 38℃ 左右，很少达到 39℃。

③胃肠道症状：疼痛剧烈时常伴有频繁的恶心、呕吐等。

④心律失常：以 24h 内室性心律失常最多见，尤其是室性期前收缩，如室性期前收缩频发（每分钟 5 次以上），成对出现或呈短阵室性心动过速，多源性或 R on T 现象，常为心室颤动的先兆，前壁心肌梗死多见。下壁心肌梗死易发生房室传导阻滞。

⑤低血压和休克：疼痛期血压下降常见，未必是休克。如疼痛缓解而收缩压仍低于 80mmHg，应警惕心肌广泛坏死造成心输出量急剧下降所致的心源性休克的发生。

⑥心力衰竭：主要是急性左心衰竭，右心室 MI 者可一开始即出现右心衰竭表现，伴血压下降。

（3）体征：心率多增快，心尖区第一心音减弱；除极早期血压可增高外，几乎所有患者都有血压下降。

（4）并发症：乳头肌功能失调或断裂、心脏破裂、栓塞、心室壁瘤、心肌梗死后综合征。

（5）实验室检查及其他辅助检查：

①心电图：a. 特征性改变：ST 段抬高呈弓背向上型，提示心肌损伤；宽而深的 Q 波，提示心肌坏死；T 波倒置，提示心肌缺血。b. 动态性改变：包括超急性期改变（异常高大两肢不对称的 T 波）；急性期改变（ST 段明显抬高，弓背向上，与直立的 T 波连接）；亚急性期改变（ST 段抬高后逐渐回到基线水平，T 波则变为平坦或倒置）；慢性期改变（T 波呈 V 形倒置，两肢对称）。c. 定位诊断：ST 段抬高型 MI 的定

位和范围可根据出现特征性改变的导联数来判断。$V_1 \sim V_5$ 导联示广泛前壁 MI；Ⅱ、Ⅲ、AVF 导联示下壁 MI。

②血清心肌标志物检查：肌酸激酶同工酶 CK-MB 是反映心肌急性坏死的指标。肌钙蛋白（cTnl、cTnT）诊断心肌梗死的敏感性和特异性极高。肌红蛋白出现最早，但特异性差。

③放射性核素检查：可显示心肌梗死的部位及范围，判断是否有存活心肌。

④超声心动图：了解心室壁的运动和左心室功能，诊断室壁瘤和乳头肌功能失调等。

⑤选择性冠状动脉造影：可明确冠状动脉闭塞部位，为决定下一步血运重建策略提供依据。

4. 临床诊断与治疗

（1）诊断要点：WHO 的急性心肌梗死的诊断标准是依据典型的临床表现、特征性的心电图改变、血清心肌标志物水平动态改变，3 项中具备 2 项即可确诊。

（2）治疗要点：对 STEMI，强调及早发现，及早住院，并加强住院前的就地处理。治疗原则是尽快恢复心肌的血液灌注（到达医院后 30min 内开始溶栓或 90min 内开始介入治疗）以挽救濒死的心肌，保护和维持心脏功能，及时处理严重心律失常、泵衰竭和各种并发症，注重二级预防。

①监护和一般治疗：a. 休息：急性期 12h 卧床休息，若无并发症，24h 内应鼓励患者在床上行肢体活动，若无低血压，第 3 天就可在病房内走动；梗死后第 4～5 天，逐步增加活动直至每天 3 次步行，每次 100～150m。b. 监测：在冠心病监护室进行心电图、血压和呼吸的监测，除颤仪应随时处于备用状态。对于严重泵衰者还应监测肺毛细血管压和静脉压。c. 吸氧：对有呼吸困难和血氧饱和度降低者，最初几日间断或持续通过鼻管面罩吸氧。d. 止痛：根据疼痛程度选择不同药物尽快解除疼痛，并注意观察用药后反应。

②再灌注心肌：起病 3～6h 最多在 12h 内，使闭塞的冠状动脉再通，心肌得到再灌注，是 STEMI 治疗最为关键的措施。a. 介入治疗（PCI）：包括直接 PCI、补救性 PCI、溶栓治疗再通者的 PCI。b. 溶栓疗法：无条件施行介入治疗或因患者就诊延

误,无禁忌证应立即(接诊患者后 30min 内)行溶栓疗法。常用药物尿激酶、重组组织型纤维蛋白溶酶原激活剂等。溶栓再通的指征:胸痛 2h 内消失;心电图 ST 段 2h内回降>50%;2h 内出现再灌注心律失常;血清 CK-MB 酶峰值提前出现。c. 紧急主动脉-冠状动脉旁路移植术。

③消除心律失常:心律失常必须及时消除,以免演变为严重心律失常甚至猝死。

④控制休克:包括补充血容量、应用升压药、应用血管扩张剂等。上述治疗无效时,有条件的医院考虑用主动脉内球囊反搏术进行辅助循环。

⑤治疗心力衰竭:MI 发生后 24h 内避免使用洋地黄制剂,右心室 MI 患者慎用利尿剂。

⑥其他治疗:β 受体阻滞剂、CCB、ACEI 有助于改善恢复期心肌重构,减少病死率;他汀类药物,宜尽早使用,除了降低 LDL-C 作用外,还通过抗炎、稳定斑块等达到二级预防作用;抗凝疗法等。

(三)常见护理诊断/问题

1. 疼痛:胸痛

与心肌缺血坏死有关。

2. 活动无耐力

与心肌氧的供需失调有关。

3. 有便秘的危险

与进食少、活动少、不习惯床上排便有关。

4. 潜在并发症:心力衰竭、心律失常、猝死

(四)护理措施

1. 基础护理

(1)休息与活动:心绞痛发作时立即休息;急性冠状动脉综合征发病 12h 内绝

对卧床休息。目前主张早期运动康复,据病情制订个体化运动计划:运动原则(有序、有度、有恒);运动项目(步行、太极拳);运动强度(最大心率的40%~80%);持续时间(30~60min);运动频率(5~7天/周,1~2次/天)。出现下列情况时应减缓运动进行或停止运动:①运动时出现胸痛、气喘;②MI3周内,HR>20次/分或血压变化超过20mmHg;③MI6周内HR>30次/分或血压变化超过30mmHg。MI后6~8周可恢复性生活。

(2)饮食护理:4~12h内予流质饮食,逐渐过渡为低脂、低胆固醇清淡饮食,高纤维素摄入,少量多餐,不宜过饱,忌辛辣、刺激性食物,保持大便通畅,排便时勿用力。

2. 专科护理

(1)病情观察:观察胸痛发作的部位、持续时间、性质、诱因、缓解方式等;胸闷、胸痛前后的血压、呼吸、心率、心律、脉搏变化情况及伴随症状;监测心电图特征性改变及动态性改变;监测心肌酶谱的动态变化;监测有无电解质紊乱。及时观察心肌梗死潜在并发症:心力衰竭、心源性休克、心搏骤停等。

(2)疼痛护理:发病12h内应绝对卧床休息,保持环境安静,限制探视,鼻导管给氧,氧流量4~6L/min。疼痛发作时,描记心电图并监测生命体征变化,动态评估疼痛的部位、性质、程度、持续时间,必要时遵医嘱使用吗啡等止痛药。说明不良情绪会增加心肌耗氧量,建立有效的护患支持系统,给予心理支持。

3. 急救护理

患者就诊10min内应迅速心电监护,测量生命体征和SpO$_2$;描记心电图;遵医嘱口服阿司匹林、氯吡格雷;遵医嘱使用药物尽快缓解疼痛;建立静脉通路;采集血标本(CK-MB、TnT、电解质、凝血功能等);再灌注心肌,挽救濒临坏死心肌,护士做好急诊PCI或溶栓的准备配合。

4. 用药护理

(1)止痛药(吗啡):吗啡除中枢性镇痛外,还可扩张外周动脉和静脉,减低心脏负荷,是解除MI疼痛最有效的药物。主要不良反应有低血压、呼吸抑制。

（2）血管扩张剂（硝酸甘油）：为内皮依赖性血管扩张剂,能减少心肌需氧和改善心肌灌注,从而改善心绞痛症状。静脉泵入硝酸甘油 5～10μg/min 开始,严密监测患者的心率、血压的变化（收缩压<90mmHg 或下降幅度超过原始血压 30% 汇报医生）;使用时注意避光,观察患者有无搏动性头痛、面部潮红、头晕、心动过速、低血压、晕厥的发生。

（3）溶栓药物（尿激酶）：根据医嘱正确使用,观察有无寒战、发热、皮疹等过敏反应,有无皮肤黏膜、内脏出血及低血压等不良反应。

（4）抗凝、抗血小板药物（环氧化酶抑制剂:阿司匹林;血小板 ADP 受体拮抗剂:氯吡格雷;血小板 ADP Ⅱb/Ⅲa 受体拮抗剂:替罗非班;低分子肝素）：主要不良反应为出血。使用药物期间嘱患者使用软毛牙刷刷牙;观察皮肤、黏膜有无出血点,大便的颜色;谨慎活动避免撞击;输液拔针后延长压迫时间等。

（5）调血脂药物（他汀类药物:洛伐他汀、辛伐他汀）：注意监测转氨酶及肌酸激酶等指标,及时发现可能引起的肝脏损害和肌病。

5. 预防并发症护理

（1）预防致命性心律失常:持续心电监护,严密监测心率、心律变化,发现室性心律失常立即汇报医生,床边备除颤仪、抢救车;出现缓慢性心律失常,紧急用药后配合临时起搏。

（2）预防急性心力衰竭:根据 Killip 分级指导患者活动,绝对卧床休息,控制输液速度,记录出入量,关注 BNP 和射血分数（ejection fraction,EF）值。

（3）预防心源性休克:注意血压变化及末梢循环,遵医嘱使用血管活性药物,必要时血流动力学监测。

（4）预防严重电解质紊乱:尤其是高、低血钾导致的严重心律失常、呼吸抑制等,血钾要>4 0mmol/L。

6. 心理护理

指导患者保持乐观、平和的心情,告知家属创造一个良好的身心休养环境。

7. 健康指导

（1）避免诱发因素:避免过劳、情绪激动、饱餐、寒冷刺激、用力大便等。

（2）病情自我监测指导：教会患者出现胸闷、胸痛时的自我救护方法。胸痛发作时，立即停止活动或舌下含服硝酸甘油。

（3）疾病知识指导：指导患者积极做到冠心病二级预防。①抗血小板聚集，抗心绞痛治疗和 ACEI；②β 受体阻滞剂，控制血压；③控制血脂水平，戒烟；④控制饮食，积极治疗糖尿病；⑤健康教育和运动。

（4）用药指导：采用多种健康教育途径，提高用药依从性。指导患者出院后遵医嘱服药，外出时随身携带硝酸甘油以备急需。硝酸甘油放在棕色瓶内，干燥保存，开封后每 6 个月更换 1 次。

（5）定期复查：告知患者应定期复查心电图、血糖、血脂等。教会家属心肺复苏的基本技术以备急用。

# 第三章　消化系统疾病患者的护理

## 第一节　消化性溃疡患者的护理

### 一、消化性溃疡的定义

消化性溃疡(peptic ulcer,PU)是指胃肠道黏膜被自身消化而形成的溃疡。可发生于食管、胃、十二指肠、胃-空肠吻合口附近及含有胃黏膜的 Meckel 憩室。绝大多数的溃疡发生于胃和十二指肠,故又称胃溃疡(gastric ulcer,GU)和十二指肠溃疡(duodenal ulcer,DU)。

### 二、病因与发病机制

消化性溃疡的发病机制是胃酸、胃蛋白酶的侵袭因素与黏膜的防御因素之间失去平衡,胃酸对胃肠道黏膜产生自我消化。应激、吸烟、长期精神紧张、进食无规律等是消化性溃疡的诱发因素。尽管胃溃疡和十二指肠溃疡同属于消化性溃疡,但胃溃疡的发生主要是防御能力减弱,而十二指肠溃疡的发生主要是侵袭作用增强。其常见病因如下。

#### (一)幽门螺杆菌(Helicobacter pylori,HP)感染

是消化性溃疡的主要病因。

#### (二)药物

长期服用非甾体消炎药(NSAIDs)(如阿司匹林、吲哚美辛等)、糖皮质激素、化

疗药物、西罗莫司等药物的患者可发生溃疡。

## （三）胃酸和胃蛋白酶

消化性溃疡的最终形成是由胃酸或胃蛋白酶对消化道黏膜自身消化所致。

## （四）其他因素

遗传因素、胃排空延缓、胆汁反流、创伤手术等急性应激。

## 三、临床表现

上腹部疼痛是消化性溃疡的主要症状，有如下临床特点：①长期性（慢性过程），病史可达数年至数十年；②周期性发作，发作与自发缓解相交替，发作常有季节性，多在秋冬或冬春之交发病；③疼痛呈节律性，与进食相关。

### （一）症状

1. 腹痛

上腹部疼痛为主要症状，可为灼痛、钝痛、胀痛、剧痛或饥饿样不适感。疼痛多位于中上腹，可偏右或偏左。胃溃疡表现为餐后 1h 内出现疼痛，经 1~2h 后缓解，至下次进餐后再次出现疼痛。十二指肠溃疡表现为空腹痛，即餐后 2~4h 或（和）午夜痛，进食或服用抗酸剂后可缓解。部分患者无上述典型表现的疼痛，而仅表现为无规律性的上腹部隐痛或不适。

2. 其他

胃肠道症状（反酸、嗳气、恶心、上腹胀等）和自主神经功能失调的症状（失眠、多汗、缓脉等）。

### （二）体征

溃疡发作期上腹部可有局限性压痛，缓解期无明显体征。

（三）并发症

1. 出血

是消化性溃疡最常见的并发症，也是上消化道出血最常见的病因。出血引起的临床表现取决于出血的速度与出血量，轻者为黑便，重者可为周围循环衰竭，甚至发生低血容量性休克，需立即抢救。

2. 穿孔

溃疡病灶向深部发展穿透浆膜层则并发穿孔。有 3 种后果：①溃破入腹腔引起弥漫性腹膜炎：患者突发剧烈腹痛，自上腹开始迅速蔓延全腹，腹壁呈板样，压痛、反跳痛，肝浊音界消失，肠鸣音减弱或消失，部分患者出现休克。②溃破穿孔受阻于邻近实质性器官肝、胰、脾等（穿透性溃疡）：腹痛规律改变，变得顽固而持久。③十二指肠球部溃疡穿破胆总管，胃溃疡穿破十二指肠或横结肠，形成瘘管。

3. 幽门梗阻

主要是由十二指肠球部溃疡或幽门管溃疡引起。临床表现为餐后上腹部饱胀不适、上腹部疼痛加重，伴有恶心、呕吐，大量呕吐后症状可缓解，呕吐物为酸腐味的宿食。严重呕吐可致失水和低氯、低钾性碱中毒；营养不良和体重下降。体检可见胃型和胃蠕动波，清晨空腹时检查胃内有振水声及抽出胃液大于 200mL 是幽门梗阻的特征性表现。

4. 癌变

少数 GU 可发生癌变，DU 一般不发生癌变。长期胃溃疡病史、45 岁以上、经内科正规治疗 4~6 周症状无改善、粪便隐血试验持续阳性者，应怀疑癌变，需进一步检查和定期随访复查。

（四）实验室检查及其他辅助检查

1. 胃镜及黏膜活组织检查

是确诊消化性溃疡的首选方法。可直接观察有无病变，溃疡大小、部位、分期，可取活组织做病理检查和 HP 检查。

2. X 线钡餐检查

用于对胃镜检查有禁忌或者不愿意做胃镜检查者。消化性溃疡的主要 X 线影像是龛影。

3. HP 检查

分为侵入性和非侵入性。①侵入性方法:快速尿素酶试验、胃黏膜组织学检查和幽门螺杆菌培养等。②非侵入性方法:$C^{13}$ 或 $C^{14}$ 尿素呼气试验、粪便幽门螺杆菌抗原检测等。幽门螺杆菌培养技术要求高,主要用于科研。$C^{13}$ 或 $C^{14}$ 尿素呼气试验不依赖胃镜,患者依从性好,常作为根除 HP 治疗后复查的首选方法。

4. 粪便隐血试验

隐血试验阳性提示溃疡有活动。

## 四、临床诊断与治疗

(一)诊断要点

慢性病程、周期性发作的节律性上腹部疼痛,且上腹痛可为进食或抗酸药所缓解是诊断消化性溃疡的重要临床线索。胃镜检查可以确诊。X 线钡餐检查发现龛影亦有确诊价值。

(二)治疗要点

消化性溃疡的治疗目的是去除病因、控制症状、愈合溃疡、防止复发和防治并发症。

1. 抗酸药

碱性抗酸药与胃内盐酸作用形成盐和水,降低胃内酸度,缓解溃疡引起的疼痛症状,常用药物有氢氧化铝、铝碳酸镁及其复方制剂等。

2. 抑制胃酸分泌药物

(1)H₂ 受体拮抗剂($H_2RA$)：主要通过选择性竞争结合 $H_2$ 受体,使壁细胞分泌胃酸减少。常用药物有西咪替丁、雷尼替丁、法莫替丁、尼扎替丁。

(2)质子泵抑制剂(PPI)：使壁细胞 $H^+-K^+-ATP$ 酶失去活性,抑酸作用强。常用药物有埃索美拉唑、兰索拉唑、奥美拉唑、泮托拉唑、雷贝拉唑。

3. 胃黏膜保护剂

硫糖铝和胶体铋剂目前已少用作治疗消化性溃疡的一线药物。

4. 根除 HP 治疗

根除 HP 可以显著降低溃疡的复发率,目前常用的联合方案有:1 种 PPI+2 种抗生素或者 1 种铋剂+2 种抗生素,疗程 7~14d。因抗生素的耐药性、患者依从性等因素,应因人而异制定根除方案。

5. 手术治疗

大多数溃疡不需要外科手术治疗,如出现下列情况,可考虑手术治疗:①大量出血经内科治疗无效;②急性穿孔;③瘢痕性幽门梗阻;④胃溃疡癌变;⑤严格内科治疗无效的顽固性溃疡。

## 五、常见护理诊断/问题

1. 疼痛:腹痛

与胃、十二指肠溃疡有关。

2. 营养失调:低于机体需要量

与疼痛致摄入量减少及消化吸收障碍有关。

3. 焦虑

与溃疡病反复发作有关。

4. 知识缺乏

缺乏消化性溃疡病因及预防知识。

5. 潜在并发症

上消化道大出血、穿孔、幽门梗阻、癌变。

## 六、护理措施

### (一) 基础护理

1. 休息与活动

一般溃疡病患者避免过度劳累,注意劳逸结合。溃疡活动期或有并发症时,卧床休息。

2. 饮食护理

指导患者有规律、定时进食。饮食不宜过饱,少量多餐、细嚼慢咽、避免急食。选择营养丰富、易消化的食物,两餐之间可少饮脱脂牛奶,适量选用脂肪;避免生、冷、硬、粗纤维多的食物,忌食刺激胃液分泌亢进的食物。在溃疡活动期,少食多餐,每天进餐 4~5 次。病情较重的选择面食、稀饭等。

### (二) 专科护理

1. 病情观察

观察上腹痛的部位、性质、规律、时间与饮食的关系。胃溃疡疼痛为:进食—疼痛—缓解;十二指肠溃疡疼痛为:疼痛—进食—缓解。

2. 预防并发症

严密观察患者生命体征及腹部体征的变化。若大便发黑或呕吐咖啡样液体提示溃疡伴发出血;同时注意患者有无头晕、心悸、出冷汗甚至休克等失血表现。若突发剧烈腹痛或腹痛规律改变(进食或用制酸药后长时间疼痛不能缓解),并向背部放射时,应注意有无穿孔。若出现餐后上腹部饱胀,频繁呕吐宿食,可见胃型和胃蠕动波,常提示有幽门梗阻。

（三）用药护理

抗酸药应在饭后 1h 或临睡前服药,片剂宜研碎或嚼碎,避免与奶制品同时服用。质子泵抑制剂宜晨空腹或临睡前服用。不良反应偶有头晕、荨麻疹等,应嘱患者用药期间避免开车或做其他必须高度集中注意力的工作。应整片吞服,不能咀嚼或压碎。$H_2$ 受体拮抗剂餐中或餐后即刻服用,如同时用抗酸药则两药间隔 1h 以上;如静脉用药,应注意控制速度,以防引起低血压和心律失常。

（四）心理护理

消化性溃疡的患者因溃疡反复发作,经常会产生焦虑、急躁的情绪。护理人员注意安慰患者,帮助患者建立积极的心态,保持乐观的情绪,配合治疗护理。

（五）健康指导

1. 疾病知识指导

向患者讲解季节变化、劳累、情绪波动、饮食失调对消化性溃疡的发生、发展均有重要影响。鼓励患者保持乐观的情绪,生活规律,避免过度的精神紧张。

2. 用药指导及病情监测

教育患者根除 HP 治疗要遵医嘱正确服药,学会观察药效及用药后的反应,不随便停药。慎用致溃疡药物(如阿司匹林、泼尼松等),定期复诊。若出现呕血、黑便、上腹部疼痛节律变化或加重时应立即就诊。

# 第二节　肝硬化患者的护理

## 一、肝硬化的定义

肝硬化是由一种或多种原因引起的,以肝组织弥漫性纤维化、假小叶和再生结节为组织学特征的进行性慢性肝病。

## 二、病因与发病机制

在各种因素持续或反复作用下,肝细胞受损,发生变性坏死,肝小叶纤维支架遭破坏,再生的肝细胞不能沿原支架排列,进而形成不规则排列的再生结节。在汇管区和包膜下有纤维增生,增生的组织不仅包围再生结节,还向肝小叶内延伸,并与小叶内纤维组织联结成膜样间隔,将残存的肝小叶重新分割,改建成假小叶,从而形成肝硬化的典型组织学改变。

### (一)病毒性肝炎

在我国以病毒性肝炎引起的肝硬化为主,主要为乙型、丙型和丁型肝炎病毒感染,甲型和戊型病毒性肝炎不发展为肝硬化。

### (二)酒精

长期大量饮酒(每天摄入酒精 80g 达 10 年以上),乙醇及其代谢产物(乙醛)的毒性作用,导致肝细胞受损,引起酒精性肝炎,继而可发展为肝硬化。在欧美国家,酒精性肝硬化占全部肝硬化的 50%~90%。

### (三)胆汁淤积

持续肝内胆汁淤积或肝外胆管阻塞时,高浓度胆酸和胆红素可损伤肝细胞,引起原发性胆汁性肝硬化或继发性胆汁性肝硬化。

### (四)循环障碍

肝静脉阻塞综合征(又称 Budd-Chiari 综合征)、慢性充血性心力衰竭、缩窄性心包炎等。

### (五)药物或毒物

长期服用损害肝脏的药物及接触四氯化碳、磷、砷等化学毒物可引起肝硬化。

## （六）其他因素

自身免疫性疾病、寄生虫感染、遗传和代谢性疾病、营养障碍等。

## （七）隐源性肝硬化

病因不明的肝硬化,占5%~10%。

### 三、临床表现

肝硬化的病程发展缓慢,临床上将肝硬化大致分为肝功能代偿期和失代偿期。代偿期肝硬化临床症状轻且无特异性,可有乏力、食欲减退、腹胀不适等,肝功能检查正常或仅有轻度酶学异常。失代偿期肝硬化临床表现明显,可发生多种并发症。

## （一）症状

1. 肝功能减退的表现

（1）消化吸收不良:食欲缺乏为常见症状,恶心、畏食、腹胀、稍进油腻肉食后腹泻,与肝硬化门静脉高压时胃肠道淤血水肿、消化吸收障碍和肠道菌群失调等有关。

（2）营养不良:精神不振、消瘦、乏力、皮肤干枯、水肿。

（3）黄疸:皮肤、巩膜黄染,尿色深。肝细胞进行性或广泛性坏死、肝功能衰竭时,黄痕持续加重。

（4）出血和贫血:常有牙龈、鼻腔出血、皮肤紫癜和消化道出血等,与肝脏合成凝血因子减少、脾功能亢进和毛细血管脆性增加有关。患者可有不同程度的贫血。

（5）内分泌紊乱:①雌激素增多,雄激素减少,男性可有性功能减退、乳房发育,女性可发生闭经、不孕。出现蜘蛛痣(主要分布在面颈部、胸部、肩背和上肢等上腔静脉引流区域)和肝掌(手掌大、小鱼际和指端腹侧部位皮肤发红)。②肝硬化时,肾上腺皮质激素合成不足,肾上腺皮质功能减退,促黑素细胞激素增加。患者面部和其他暴露部位的皮肤色素沉着、面色黑黄,晦暗无光,称肝性面容。③肝功能减退时,肝脏对醛固酮和血管升压素灭活减弱,导致继发性醛固酮和血管升压素增多,水钠潴留,出现尿量减少和水肿。

2.门静脉高压

脾大、侧支循环的建立和开放、腹水是门静脉高压的三大临床表现。

(1)脾大及脾功能亢进:脾大是肝硬化门静脉高压较早出现的体征,脾功能亢进时,外周血象呈白细胞减少、增生性贫血和血小板降低,易并发感染和出血。

(2)侧支循环的建立和开放:

1)食管胃底静脉曲张:因曲张静脉管壁薄、缺乏弹性,破裂出血时难以止血,死亡率高。

2)腹壁静脉曲张:脐静脉重新开放,经腹壁静脉分别进入上、下腔静脉,腹壁可见迂曲静脉,血流方向呈放射状向脐上或脐下。

3)痔静脉曲张:破裂时引起便血。

(3)腹水:是肝硬化肝功能失代偿时最突出的临床表现。大量腹水时,患者行动不便,可发生脐疝,出现呼吸困难、心悸等。腹水形成的主要原因有:①门静脉压力升高:门静脉高压时,腹腔内脏血管床静水压增高,组织液回吸收减少而漏入腹腔。②有效血容量不足:血容量不足时,肾血流减少,肾素—血管紧张素—醛固酮系统激活,导致水钠潴留。③低白蛋白血症:白蛋白低于30g/L时,血浆胶体渗透压下降,血管内液进入组织间隙或腹腔。④肝淋巴液生成增多:超过了淋巴循环引流的作用,淋巴液自肝包膜表面漏入腹腔。

(二)体征

肝脏早期肿大可触及,质硬而边缘钝;后期缩小,肋下常触不到。半数患者可触及肿大的脾脏。

(三)并发症

1.上消化道出血

食管胃底静脉曲张破裂出血为最常见并发症。诱因多为进食粗糙食物、腹内压增高(剧烈咳嗽、负重等)、胃酸腐蚀。临床表现为突然发生呕血和(或)黑便,出血量大,可引起出血性休克和诱发肝性脑病。部分患者出血可由消化性溃疡、急性出血性糜烂性胃炎、门脉高压性胃病引起,内镜检查可鉴别。

2. 感染

患者免疫功能低下,常并发感染,感染部位因患者基础疾病状态而异。①自发性细菌性腹膜炎:是指无腹内脏器感染情况下发生的急性细菌性腹膜炎。病原菌多为来自肠道的革兰阴性杆菌。临床表现为发热、腹痛、腹水迅速增加,可有轻重不等的全腹压痛和腹膜刺激征。②胆道感染。③肺部、肠道及尿路感染。

3. 门静脉血栓形成或海绵样变

该并发症较常见,尤其是脾切除术后,门静脉、脾静脉栓塞率可高达25%。其临床表现变化大,当血栓缓慢形成时多无明显症状;急性完全阻塞时,突发剧烈腹痛、脾大、顽固性腹水、肠坏死、消化道出血等,腹腔穿刺可抽出血性腹水。

4. 电解质和酸碱平衡紊乱

长期钠摄入不足、放腹水及利尿等是导致电解质紊乱的常见原因。低钾血症、低氯血症、代谢性碱中毒容易并发肝性脑病。

5. 肝肾综合征(hepatorenal syndrome,HRS)

HRS是指发生在严重肝病基础上的肾衰竭,但肾脏本身并无器质性损害,故又称功能性肾衰竭。常在难治性腹水、进食减少、呕吐、腹泻、利尿剂使用不当、自发性细菌性腹膜炎及肝衰竭时发生,临床表现为自发性少尿或无尿,氮质血症和血肌酐升高,稀释性低钠血症,低尿钠。

6. 肝肺综合征(hepato-pulmonary syndrome,HPS)

HPS是指严重肝病伴有肺血管扩张和低氧血症。临床主要表现为肝硬化伴呼吸困难、发绀和杵状指(趾)。

7. 肝性脑病

是最严重的并发症,亦是最常见的死亡原因,主要表现为性格行为失常、意识障碍、昏迷。

8. 原发性肝癌

当患者出现肝区疼痛、肝大、血性腹水、无法解释的发热时要考虑此病。

(四) 实验室检查及其他辅助检查

1. 血常规

失代偿期有轻重不等的贫血,脾功能亢进时白细胞、红细胞和血小板计数减少。

2. 尿常规

有黄疸时可出现胆红素,并有尿胆原增加。

3. 粪常规

出血时粪隐血试验阳性。

4. 肝功能试验

代偿期大多正常或仅有轻度的酶学异常,失代偿期发生异常程度与肝脏功能减退程度相关。转氨酶轻至中度升高,以 ALT 升高较明显;人血白蛋白下降、球蛋白升高,A/G 倒置;凝血酶原时间延长;总胆红素升高等。

5. 血清免疫学检查

乙、丙、丁病毒性肝炎血清标志物、甲胎蛋白(AFP)、血清自身抗体测定等。

6. 影像学检查

(1) X 线检查:食管静脉曲张时行食管吞钡 X 线检查显示虫蚀样或蚯蚓状充盈缺损;胃底静脉曲张时胃肠钡餐可见菊花瓣样充盈缺损。

(2) 腹部超声检查:显示肝脏大小和外形改变、脾脏大小等,腹水时可见液性暗区。

(3) CT 和 MRI 检查:可发现肝脏变形、肝密度降低、肝门增宽等。

7. 内镜检查

判明出血部位和病因,并进行止血治疗。

8.肝穿刺活组织检查

具有确诊价值。

9.腹腔镜检查

可直接观察肝脾情况,对诊断有困难者有价值。

10.腹水检查

一般为漏出液,血性腹水应考虑合并肝癌、门静脉血栓形成及结核性腹膜炎等。

## 四、临床诊断与治疗

### (一)诊断要点

通常依据肝功能减退和门静脉高压同时存在的证据。影像学检查所见肝硬化的征象有助于诊断。当肝功能减退和门静脉高压证据不足、肝硬化影像学征象不明确时,肝活检如查见假小叶形成,可诊断。

### (二)治疗要点

肝硬化代偿期延缓肝功能失代偿,预防原发性肝癌;失代偿期则改善肝功能、治疗并发症、延缓或减少对肝移植需求为目标。

1.保护或改善肝功能

(1)抗乙型肝炎病毒治疗:阿德福韦、恩替卡韦、拉米夫定等。失代偿期乙肝肝硬化不宜使用干扰素。

(2)抗丙型肝炎病毒治疗:适用于肝功能代偿的肝硬化。采取聚乙二醇干扰素α联合利巴韦林或普通干扰素联合利巴韦林等方案。失代偿期丙肝肝硬化不宜使用干扰素。

(3)慎用损伤肝脏的药物:减轻肝脏负担。

(4)维护肠内营养:肠内营养是机体获得能量的最好方式,对于肝功能的维护、防止肠源性感染十分重要。肝功能衰竭或肝性脑病先兆时,应限制蛋白质的摄入。

(5)保护肝细胞:腺苷甲硫氨酸、多烯磷脂酰胆碱、还原型谷胱甘肽及甘草酸二铵等。

2. 腹水治疗

(1)消除诱因:如钠盐摄入过多、并发感染、门静脉血栓等。

(2)限制水钠摄入:钠盐 500 ~ 800mg/d(相当于食盐 1.2 ~ 2g/d),入水量< 1000mL/d,如有低钠血症,应限制在 500mL/d 以内。

(3)利尿:临床联合使用的利尿剂为螺内酯和呋塞米,剂量比例为 100mg: 40mg。利尿速度不宜过快,以免诱发肝性脑病和肝肾综合征。

(4)放腹水加输白蛋白:一般每放腹水 1000mL,输注白蛋白 80g。

(5)自身腹水浓缩回输:将抽出腹水经浓缩处理(超滤或透析)后再经静脉回输,起到清除腹水、保留蛋白、增加有效血容量的作用。

(6)经颈静脉肝内门体分流术(transjugular intrahepatic portosystemic shunt, TIPS):是一种以血管介入的方法在肝内的门静脉分支与肝静脉分支间建立分流通道。该法能有效降低门静脉压,但易诱发肝性脑病,故不宜作为治疗的首选。

3. 门静脉高压的手术治疗

包括各种分流、断流术和脾切除术等。

4. 并发症的治疗

(1)自发性腹膜炎:选用肝毒性小,主要针对革兰阴性杆菌的抗生素,如头孢哌酮或喹诺酮类药物等。注意控制腹水,保持大便通畅,维护肠道菌群。

(2)肝肾综合征:肝移植是有效治疗方法,等待肝移植过程中保护肾功能,静脉补充白蛋白、使用血管升压素、血液透析、TIPS 等。

(3)肝肺综合征:吸氧及高压氧舱可以增加肺泡内氧浓度和压力,有助于氧弥散。

(4)其他:上消化道出血、原发性肝癌及肝性脑病要及时处理。

## 五、常见护理诊断/问题

**1. 体液过多**

与肝功能减退、门静脉高压引起水钠潴留有关。

**2. 营养失调：低于机体需要量**

与肝功能减退、门静脉高压引起食欲减退、消化和吸收障碍有关。

**3. 潜在并发症：消化道出血、肝性脑病、电解质紊乱等**

**4. 有皮肤完整性受损的危险**

与营养不良、水肿、皮肤干燥、瘙痒、长期卧床有关。

**5. 有感染的危险**

与机体抵抗力低下、门腔静脉侧支循环开放等因素有关。

**6. 生活自理能力缺陷**

与营养不良或大量腹腔积液有关。

## 六、护理措施

**(一) 基础护理**

**1. 休息与活动**

不宜进行重体力活动及高强度体育锻炼，代偿期患者可参加轻体力劳动，但要注意避免劳累。失代偿期患者多卧床休息，指导患者视病情适当活动，活动量以不加重疲劳感和其他症状为度。下肢水肿时，可协助抬高患肢，以消退水肿。

**2. 饮食护理**

给予高热量、高蛋白质、高维生素、低脂肪、易消化的饮食，严禁饮酒。做到定时、定量、有节制。早期可多吃豆制品、水果、新鲜蔬菜，适当进食鸡蛋、鱼类、瘦肉；当肝功能显著减退并有肝性脑病先兆时，应对蛋白质摄入适当控制，避免血氨增高。如有腹水者,应限制钠盐和水的摄入,提倡低盐饮食或忌盐饮食;食盐摄入量1.2~2g/d,水摄入量500~1000mL/d。对于有静脉曲张的患者应避免进食粗糙坚硬、带刺带骨的食物,细嚼慢咽,饮食要细软,烹调方式以蒸、煮、炖为宜,如菜泥、肉末等,以免引起曲张的食管、胃底静脉破裂出血。尿量多时可选用含钾丰富的食物,如香蕉、番茄等。

### (二)专科护理

#### 1.病情观察

观察患者生命体征、神志、精神状态,如表情淡漠、性格改变或行为异常多为肝性脑病的前驱表现。观察血、尿、便常规,肝肾功能等指标的变化,监测24h尿量。观察皮肤黏膜、营养状况,有无腹水或水肿、出血倾向等。

#### 2.皮肤护理

保持皮肤清洁,勤换内衣。勤翻身,保持床铺平整干燥,剪短患者指甲,防止抓伤、擦伤。对于黄疸及皮肤瘙痒者嘱患者避免抓痒及使用碱性肥皂,以免抓破皮肤而感染及碱性肥皂进一步刺激皮肤。

#### 3.腹水护理

大量腹水者宜采取半卧位,必要时给予氧气吸入。防止和避免腹内压增加的因素:剧烈咳嗽、打喷嚏等,及时治疗便秘,以免腹内压增高发生脐疝。限制水钠的摄入,避免咸肉、泡菜、酱油、含钠味精等高钠食物;蛋类、牛奶含钠量中等,水果、蔬菜含钠量低,可酌情选用。观察腹水及下肢水肿的消长,测量腹围(同一时间、同一部位采取平躺姿势)和体重的变化,协助医生做好腹腔穿刺的护理。

#### 4.腹腔穿刺放腹水护理

术前测腹围、向患者说明穿刺的注意事项,嘱其排尿,排空膀胱以免刺伤。术中观察病情变化,如出现头昏、恶心、心悸、面色苍白等,应立即停止操作。放液速度不宜过快,一次放液量不超过3000mL。术毕用无菌敷料覆盖穿刺部位,测腹围,束腹带,嘱患者卧床休息,观察穿刺部位有无渗液,如有渗液可用吸收性明胶海绵置于穿刺点上。记录放腹水的量、性质和颜色,及时送检腹水标本。

### (三)用药护理

应用利尿剂时观察尿量及颜色,利尿速度不宜过快,每天体重减轻一般不超过0.5kg,有下肢水肿者每天体重减轻不超过1kg。失眠患者应在医生指导下慎重使用镇静、催眠药物。

### (四)心理护理

情绪变化直接影响患者肝功能恢复,帮助患者树立治病信心,保持愉快心情。

### (五)健康指导

1. 疾病知识指导

帮助患者和家属掌握本病的相关知识和护理方法,嘱患者遵从治疗计划。养成良好的个人习惯、避免着凉及不洁饮食,以防发生感染。强调戒酒的重要性。

2. 用药指导及病情监测

遵医嘱服药,忌乱用药,尤其是成分不明的中药,教会患者及家属观察药物的疗效和不良反应,如服用利尿剂者出现软弱无力、心悸时,提示低钠血症、低钾血症,应及时就诊。

## 第三节 原发性肝癌患者的护理

### 一、原发性肝癌的定义

原发性肝癌简称肝癌,是指肝细胞或肝内胆管上皮细胞发生的恶性肿瘤。

### 二、病因与发病机制

尚未完全明确,可能与下列因素有关。

（一）病毒性肝炎

病毒性肝炎感染→慢性肝炎→肝硬化→肝癌是最主要的发病机制。在我国，原发性肝癌患者中 90% 感染乙型肝炎病毒（HBV）。西方国家则以丙型病毒肝炎（HCV）感染多见。

（二）食物与饮水

长期大量饮酒、长期进食霉变食物（黄曲霉毒素污染）、饮用藻类毒素污染的水等。

（三）毒物与寄生虫

偶氮芥类、有机氯农药、华支睾吸虫感染等。

（四）遗传因素

原发性肝癌有一定的遗传因素。

三、病理

（一）病理分型

1. 大体形态分型

(1)块状型:最多见,呈单个、多个或融合成块,直径 5~10cm,大于 10cm 者称巨块型。

(2)结节型:大小、数目不等的癌结节,直径小于 5cm,与周围肝组织的分界不如块状型清楚。单个癌结节直径小于 3cm 或相邻两个癌结节直径之和小于 3cm 者称为小肝癌。

(3)弥漫型:最少见,有米粒至黄豆大的癌结节弥漫地分布于整个肝脏,不易与肝硬化区分。

2. 组织学分型

(1) 肝细胞肝癌:最为多见,约占原发性肝癌的90%。

(2) 胆管细胞癌:较少见,癌细胞由胆管上皮细胞发展而来。

(3) 混合型肝癌:最少见,具有肝细胞肝癌和胆管细胞癌两种类型。

## (二)转移途径

1. 肝内转移

肝癌最早在肝内转移,易侵犯门静脉及分支并形成癌栓。

2. 肝外转移

(1) 血行转移:最常见的转移部位为肺。

(2) 淋巴转移:转移至肝门淋巴结最为常见。

(3) 种植转移:少见,从肝表面脱落的癌细胞可种植在腹膜、横膈、盆腔等处,引起血性腹水、胸腔积液。

## 四、临床表现

起病隐匿,早期缺乏典型症状。症状明显者,病情大多已进入中、晚期。

## (一)症状

1. 肝区疼痛

最常见,多呈持续性胀痛或钝痛,是因肿瘤生长过快、肝包膜被牵拉所致。如肿瘤侵犯膈,疼痛可牵涉右肩背部;如癌肿生长缓慢,则无痛或仅有轻微钝痛。当肝表面的癌结节破裂,可突然引起剧烈腹痛,如出血量大时可致休克。

2. 全身性表现

进行性消瘦、发热、食欲减退、恶心、呕吐、营养不良、恶病质等。

3. 转移灶症状

转移至肺可出现咳嗽和咯血;转移至胸膜可出现胸痛和血性胸腔积液等。

(二)体征

1. 肝大

肝脏呈进行性增大,质地坚硬,表面凸凹不平,边缘钝而不整齐,有不同程度的压痛。

2. 黄疸

出现在肝癌晚期,多为阻塞性黄疸,少数为肝细胞性黄疸。

3. 肝硬化征象

脾大、侧支循环形成、腹水(为漏出液、血性)等表现。

4. 伴癌综合征

自发性低血糖症、红细胞增多症、高钙血症、高脂血症、类癌综合征等。

(三)并发症

1. 肝性脑病

最严重的并发症,约 1/3 的患者因此死亡。

2. 上消化道出血

约占肝癌死亡原因的 15%,原因为肝癌合并肝硬化或门静脉、肝静脉癌栓而发生门静脉高压,导致食管胃底静脉曲张破裂出血;晚期可因胃肠道黏膜糜烂合并凝血功能障碍而有广泛出血。

3. 肝癌结节破裂出血

发生率约 10%。肝癌结节破裂可局限于肝包膜下,产生局部疼痛;如包膜下出血快速增多则形成压痛性血肿;也可破入腹腔引起急性腹痛和腹膜刺激征。

4. 继发感染

患者抵抗力减弱,容易并发肺炎、败血症、肠道感染、压疮等。

（四）实验室检查及其他辅助检查

1. 甲胎蛋白（alphafeto protein，AFP）

是诊断肝癌特异性的标志物，阳性率约70%。在排除妊娠、肝炎和生殖腺胚胎瘤的基础上，血清 AFP 检查诊断肝细胞癌的标准为：①AFP 大于 500μg/L 持续 4 周以上；②AFP 在 200μg/L 以上的中等水平持续 8 周以上；③AFP 由低浓度逐渐升高不降。

2. 影像学检查

超声、CT、MRI、选择性肝动脉造影等，超声检查是目前肝癌筛查的首选检查方法。

3. 肝穿刺活体组织检查

超声或 CT 引导下细针穿刺行组织学检查是确诊肝癌的最可靠方法。

## 五、临床诊断与治疗

（一）诊断要点

满足下列三项中任何一项，即可诊断肝癌。

（1）具有两种典型影像学（超声、增强 CT、MRI 或选择性肝动脉造影）表现，病灶>2cm。

（2）一项典型的影像学表现，病灶>2cm，AFP>400μg/L。

（3）肝穿刺活检阳性。

（二）治疗要点

1. 手术治疗

外科手术切除是原发性肝癌的首选治疗方案，凡有手术指征者均应积极争取手术切除。

2. 局部治疗

(1)经皮穿刺瘤内注射无水乙醇(PEI):适用于肿瘤直径小于3cm者。

(2)射频消融术(RF):在超声或开腹条件下,将电极插入肝癌组织内,应用电流热效应等多种物理方法破坏病变组织。

(3)肝动脉栓塞治疗(TAE):为原发性肝癌非手术治疗的首选方案,经皮穿刺股动脉,在 X 线透视下将导管插至肝固有动脉或其分支,注射抗肿瘤药或栓塞剂。常用栓塞剂有吸收性明胶海绵碎片和碘化油。

3. 其他

肝癌对放疗、化疗均不敏感,可采用生物、免疫疗法、分子靶向药物及中医中药等综合治疗。

## 六、常见护理诊断/问题

1. 疼痛:肝区痛

与肿瘤生长迅速、肝包膜被牵拉或肝动脉栓塞术后产生栓塞后综合征有关。

2. 营养失调:低于机体需要量

与肿瘤对机体的慢性消耗、化疗所致胃肠道反应有关。

3. 预感性悲哀

与患者知道疾病预后不佳有关。

4. 潜在并发症

上消化道出血、肝性脑病、癌结节破裂出血。

## 七、护理措施

### (一)基础护理

1. 休息与活动

伴腹水、黄疸者卧床休息;无症状者,饭后 1~2h 卧床休息。

2. 饮食护理

鼓励患者进食,予以肉、鱼、蛋、乳类等优质蛋白质。多进食蔬菜、水果等含丰富维生素的食物。避免进食辛辣、坚硬、生冷、油炸食物;不吃霉变食物,如有腹水、水肿应控制食盐的摄入量。戒烟、戒酒、避免进食咖啡等饮料。必要时静脉补充营养。

(二)专科护理

1. 病情观察

监测生命体征、意识的变化。观察疼痛性质、程度,腹胀、呕吐、腹泻、发热、黄疸等症状的变化。观察有无上消化道出血、肝性脑病、癌结节破裂出血等并发症。

2. 疼痛护理

对轻度疼痛者,保持环境安静、舒适,减少对患者的不良刺激。教会患者放松和转移注意力的技巧(如深呼吸、听音乐、与病友交谈等),以减轻疼痛。中、重度疼痛采取三阶梯止痛法,给予药物治疗。对轻度疼痛选用非阿片类药物(解热镇痛类、抗炎类等);对中度疼痛选用弱阿片类药物(可待因、曲马朵等);对重度或剧烈性癌痛选用阿片类药物(吗啡、哌替啶等)。

3. 肝癌结节破裂出血护理

若肝癌破裂较小,出血缓慢,可无血容量不足的表现,或仅有肝区局限性疼痛,3~5d 自行缓解。肝癌破裂穿破包膜进入腹腔者,表现为突发上腹部剧痛,继而疼痛减轻并扩散至全腹,同时伴有急性出血和腹膜炎的表现,如腹痛、腹胀、恶心、呕吐、面色苍白、出冷汗、脉搏加快、腹肌紧张,移动性浊音阳性,患者很快进入休克状态。护士应立即建立静脉通道,紧急补液、输血、扩容纠正休克,监测病情变化,积极完善术前准备。

4. 肝动脉栓塞化疗术护理

(1)术前护理:

①做好患者心理护理,减轻疑虑,配合治疗。

②做好血常规、凝血功能、肝肾功能、心电图及 B 超等检查;检查股动脉和足背动脉搏动的强度。

③行碘过敏试验,如碘过敏试验阳性可用非离子型造影剂。

④术前 6h 禁食禁水,术前半小时可遵医嘱给予镇静剂,测量血压。

(2)术后护理:术后由于肝动脉血供突然减少,可产生栓塞后综合征,即出现腹痛、发热、恶心、呕吐、人血白蛋白降低、肝功能异常等,应做好相应的护理。

①术后禁食 2~3d,逐渐过渡到流质饮食,并注意少量多餐,以减轻恶心、呕吐。

②穿刺部位压迫止血 15min 再加压包扎,沙袋压迫 6h,保持穿刺侧肢体伸直 24h,并观察穿刺部位有无血肿及渗血。注意足背动脉搏动的强度、皮肤颜色及温度。制动期间协助患者翻身,避免压疮。

③密切观察生命体征,多数患者于术后 4~8h 体温升高,持续 1 周左右,是机体对坏死肿瘤组织重吸收的反应。高热者给予物理降温。

④鼓励患者深呼吸,必要时吸氧,以提高血氧分压,利于肝细胞的代谢。

⑤栓塞术 1 周后,常因肝缺血影响肝糖原储存和蛋白质的合成,应根据医嘱静脉输注清蛋白,适量补充葡萄糖液。

⑥注意患者有无肝性脑病前驱症状,一旦发现异常,及时配合医生进行处理。

(三)心理护理

在征得患者家属同意后方可让患者知晓病情,以利于配合治疗,患者出现情绪反应时需要进行安抚和疏导,以理智乐观的人生态度对待疾病的预后。

(四)健康指导

1. 疾病知识指导

注意防治肝炎,不吃霉变食物。肝癌高发区定期进行普查,以便早期发现,早期治疗。

2. 用药指导及病情监测

按医嘱服药,忌用损肝药物。指导患者及家属注意有无水肿、体重减轻、出血倾向、黄疸等症状,必要时及时就诊。

# 第四节　肝性脑病患者的护理

## 一、肝性脑病的定义

肝性脑病过去称为肝性昏迷,是指由严重肝病或门体分流引起的,以代谢乱为基础的中枢神经系统功能失调的综合病征。临床表现轻者可仅有轻微的智力减退,严重者出现意识障碍、行为失常和昏迷。

## 二、病因与发病机制

肝性脑病大部分是由肝硬化引起的,重症肝炎、暴发性肝功能衰竭、原发性肝癌、严重胆道感染及妊娠期急性脂肪肝亦可引起肝性脑病。诱发肝性脑病的因素很多,如消化道出血、大量排钾利尿、放腹水、高蛋白质饮食、镇静催眠药、麻醉药、便秘、感染、尿毒症、外科手术等。

肝性脑病的发病机制有如下假说。

### (一)氨中毒

氨是促发 HE 最主要的神经毒素。

1. 氨的形成和代谢

消化道是氨产生的主要部位,正常成人胃肠道产氨 4g/d,氨以非离子型氨($NH_3$)和离子型氨($NH_4^+$)两种形式存在,氨在肠道的吸收主要以 $NH_3$ 弥散入肠黏膜,当结肠内 pH>6 时,$NH_4^+$ 转为 $NH_3$ 大量弥散入血;pH<6 时,则 $NH_3$ 从血液转至肠腔,随粪便排出体外。

2. 氨增高的原因及来源

血中氨增高主要由于氨生成增多和(或)氨清除减少。氨生成增多分为:①外源性：食入过多的含氮食物(高蛋白类)或药物,在肠道转化为氨。②内源性：如上消化道出血后,停留在肠道内的血液分解为氨等。肝功能衰竭时,肝脏对氨的代谢清除能力减退;当有门体分流存在时,肠道的氨不经肝脏代谢直接进入体循环,血氨增高。

3.氨的毒性作用

游离的 $NH_3$ 有毒性,能透过血脑屏障,产生对中枢神经系统的毒性,使大脑能量供应不足,干扰神经的电活动,引发脑水肿,抑制脑功能。

(二)神经递质的变化

1.γ-氨基丁酸神经递质

大脑神经元表面 GABA 受体与 BZ 受体及巴比妥受体紧密相连,共同调节氯离子通道,任何一个受体被激活均可促使氯离子内流而使神经传导被抑制。弥散入大脑的氨可上调脑星形胶质细胞 BZ 受体,引起肝性脑病。

2.假性神经递质

神经递质分兴奋和抑制两类,神经冲动的传导是靠递质来完成的,正常时两者保持生理平衡。兴奋性神经递质有儿茶酚胺中的多巴胺和去甲肾上腺素、乙酰胆碱、谷氨酸和门冬氨酸等。当肝功能衰竭时,食物中的芳香族氨基酸(酪氨酸、苯丙氨酸等)因在肝内清除代谢障碍而进入脑组织形成 β 多巴胺和苯乙醇胺,这两者的化学结构与正常的神经递质去甲肾上腺素相似,但不能传递神经冲动或作用很弱,因此称为假性神经递质。当假性神经递质被脑细胞摄取并取代了突触中的正常递质,则神经传导发生障碍。

3.色氨酸

正常情况下色氨酸与白蛋白结合不易通过血脑屏障,肝病时白蛋白合成降低,游离的色氨酸增多。游离的色氨酸能透过血脑屏障,在大脑中代谢生成抑制性神经递质(5-羟色胺及5-羟吲哚乙酸),参与肝性脑病的发生,改变睡眠方式及日夜节律。

## 三、临床表现

### (一)症状体征

临床上主要表现为高级神经中枢的功能紊乱(如性格改变、智力下降、行为失常、意识障碍等)及运动和反射异常(如扑翼样震颤、肌阵挛、反射亢进和病理反射等)。根据意识障碍程度、神经系统体征和脑电图改变,其临床过程分为 5 期。

### (二)实验室检查及其他辅助检查

1. 血氨

慢性肝性脑病患者多伴有血氨升高,急性肝性脑病患者血氨可以正常。

2. 脑电图

正常人的脑电图呈 α 波,每秒 8~13 次,肝性脑病患者的脑电图表现为节律变慢。

3. 诱发电位

可用于轻微肝性脑病的诊断和研究。

4. 心理智能测验

方法简便,但受年龄、教育程度的影响。一般将木块图试验、数字连接试验及数字符号试验联合应用,用于筛选轻微肝性脑病。

5. 影像学检查

急性肝性脑病行头部 CT 或 MRI 检查可发现脑水肿。慢性肝性脑病则有不同程度的脑萎缩。

6. 临界视觉闪烁频率

通过测定临界视觉闪烁频率可辅助诊断肝性脑病,适应轻微肝性脑病。

## 四、临床诊断与治疗

(一)诊断要点

(1)有严重肝病和(或)广泛门体侧支循环形成的基础。

(2)精神紊乱、昏睡或昏迷,可引出扑翼样震颤。

(3)有肝性脑病的诱因。

(4)反映肝功能的血生化指标明显异常和(或)血氨增高。

(5)脑电图异常。

(二)治疗要点

1.尽早识别及去除肝性脑病发作的诱因

(1)慎用镇静药及损伤肝功能的药物。

(2)止血和清除肠道积血,上消化道出血是肝性脑病的重要诱因之一,采取口服药物(乳果糖、乳梨醇或25%硫酸镁)、生理盐水或弱酸液清洁灌肠来清除肠道积血,忌用肥皂水灌肠。

(3)避免快速利尿和大量放腹水。

(4)纠正电解质和酸碱平衡紊乱。

(5)预防和控制感染。

(6)保持大便通畅、防止便秘,避免大量蛋白质饮食、低血糖等。

2.减少肠内氮源性毒物的生成与吸收

(1)限制蛋白质饮食:急性起病数日内禁食蛋白质(1~2期肝性脑病可限制在20g/d以内),神志清楚后从蛋白质20g/d开始逐渐增加至1g/(kg·d)。

(2)清洁肠道:导泻或灌肠。

(3)乳果糖或乳梨醇:可显著改善患者肝性脑病症状,提高患者生活质量。

(4)口服抗生素:抑制肠道产尿素酶的细菌,以减少氨的生成。常用抗生素有新霉素、甲硝唑、利福昔明等。

(5)益生菌制剂:维护肠道菌群,抑制有害菌的生长,减少氨的生成。

3. 促进体内氨的代谢

L-鸟氨酸-L-门冬氨酸、谷氨酸钠、谷氨酸钾、精氨酸等药物。

4. 调节神经递质

（1）GABA/BZ 复合受体拮抗剂：氟马西尼。

（2）减少或拮抗假神经递质：支链氨基酸。

5. 人工肝

用分子吸附剂再循环系统可清除肝性脑病患者血液中部分有毒物质，对肝性脑病有暂时的、一定程度的疗效，为肝移植做准备赢取时间。

6. 肝移植

由肝衰竭所致的严重和顽固性的肝性脑病是肝移植的指征。

7. 并发症防治

重度肝性脑病特别是暴发性肝功能衰竭患者，常并发脑水肿和多器官功能衰竭。应积极防治各种并发症，保持呼吸道通畅，对深昏迷者，应做气管切开、排痰给氧。维护有效循环血容量、维持水电解质平衡。冰帽降低颅内温度，保护脑细胞功能。静脉滴注高渗葡萄糖、甘露醇等脱水药以防治脑水肿。

## 五、常见护理诊断/问题

1. 意识障碍

与血氨增高，干扰脑细胞能量代谢和神经传导有关。

2. 营养失调：低于机体需要量

与肝功能减退、消化吸收障碍、限制蛋白摄入有关。

3. 活动无耐力

与肝功能减退、营养摄入不足有关。

5. 知识缺乏

与缺乏预防肝性脑病发生的知识有关。

## 六、护理措施

### (一) 基础护理

#### 1. 休息与活动

卧床休息,加强巡视。烦躁者加用床栏,去除义齿、发夹、修剪指甲,遵医嘱使用约束带。保持病室环境安静整洁,避免一切不良刺激。

#### 2. 饮食护理

向患者及家属讲解蛋白质饮食与肝性脑病之间的关系。急性起病数日内禁食蛋白质,以糖类为主,如稀饭、面条、藕粉等。慢性肝性脑病患者无禁食必要。昏迷不能进食者可鼻饲饮食或静脉补充营养。神志清楚后蛋白质从 20g/d 开始逐渐增加至 1g/(kg·d),以植物蛋白质为宜。饮食应富含维生素,尤其是维生素 C、维生素 B、维生素 E、维生素 K 等,如各类水果、蔬菜。

### (二) 专科护理

#### 1. 病情观察

密切观察患者思维、认知的变化,意识障碍的程度及生命体征的变化。

#### 2. 排便护理

预防便秘,保持大便通畅,可给予乳果糖,以保证每天排软便 2~3 次。

#### 3. 患者制动

烦躁不安患者加床栏,使用约束带时,约束带下应垫衬垫,固定松紧适宜以能伸入 1~2 个手指为宜。每 30min 观察受约束部位的血液循环,包括皮肤的颜色、温度、活动及感觉等。每 2h 放松一次,改变患者姿势。记录使用约束带的原因、时间、观察皮肤的结果、解除约束带的时间等。

#### 4. 肝性脑病护理

患者仰卧位,头偏向一侧,保持呼吸道通畅,必要时吸氧。做好口腔、皮肤、呼吸道、泌尿道等的护理,以免发生压疮、吸入性肺炎和其他感染而加重肝性脑病。给患者做肢体的被动运动,防止静脉血栓形成和肌肉萎缩。必要时用冰帽降低颅内温度,以减少脑细胞消耗,保护脑细胞功能。尿潴留患者给予留置导尿,详细记录尿量、颜色、气味。眼睑闭合不全、角膜外露的患者可用生理盐水纱布覆盖眼部。

（三）用药护理

（1）长期服用新霉素可出现听力或肾功能减损,故服用新霉素不超过1个月。

（2）乳果糖因在肠内产气较多,可引起腹胀、腹绞痛、恶心、呕吐等,应用时从小剂量开始。

（3）尿少时少用谷氨酸钾,明显腹水和水肿时慎用谷氨酸钠。精氨酸静滴速度不宜过快,以免产生流涎、面色潮红和呕吐等不良反应。

（4）大量输注葡萄糖的过程中,必须警惕低钾血症、心力衰竭。

（四）心理护理

患者因病情重、病程长、久治不愈等原因,常出现烦躁、焦虑、悲观等情绪。要针对患者的不同心理问题给予心理疏导。患者清醒时向其讲解意识模糊的原因,安慰患者,尊重患者的人格,切忌嘲笑患者的异常行为。

（五）健康指导

1. 疾病预防知识

帮助患者及家属了解肝性脑病的早期征象及诱发因素,避免诱发因素,如戒烟酒、保持大便通畅、避免感染等。

2. 用药指导

指导患者按医嘱正确用药,了解药物不良反应,不滥用损害肝的药物。

# 第四章　泌尿系统疾病患者的护理

## 第一节　尿路感染患者的护理

### 一、尿路感染的定义

尿路感染简称尿感,是指各种病原微生物在尿路中生长、繁殖而引起的炎症性疾病。多见于育龄期妇女、老年人、免疫力低下及尿路畸形者。

### 二、病因与发病机制

#### (一)病原微生物

革兰阴性杆菌为尿路感染最常见致病菌,其中以大肠埃希菌最为常见。

#### (二)发病机制

1. 感染途径

病原菌经由尿道上行至膀胱,甚至输尿管、肾盂引起的感染称为上行感染,约占尿路感染的95%。正常情况下前尿道和尿道口周围定居着少量细菌,但不致病。某些因素如性生活、尿路梗阻、医源性操作、生殖器感染等可导致上行感染的发生。血行感染不足3%,多发生于患有慢性疾病或接受免疫抑制剂治疗的患者。常见的病原菌有金黄色葡萄球菌等。

2. 机体防御功能

正常情况下,进入膀胱的细菌很快被清除,是否发生尿路感染除与细菌的数量、毒力有关外,还取决于机体的防御功能。机体的防御机制包括:①排尿的冲刷作用;②尿道和膀胱黏膜的抗菌能力;③尿液中高浓度尿素、高渗透压和低 pH 等;④前列腺分泌物中含有的抗菌成分;⑤感染出现后,白细胞很快进入膀胱上皮组织和尿液中,起清除细菌的作用;⑥输尿管膀胱连接处的活瓣,具有防止尿液、细菌进入输尿管的功能。

3. 易感因素

(1)女性:女性尿道较短而宽,距离肛门较近易被细菌污染。尤其在经期、妊娠期、绝经期和性生活后较易发生感染。

(2)尿流不畅或尿液反流:任何妨碍尿液自由流出的因素,如尿路结石、前列腺增生、狭窄、肿瘤等均可导致尿液积聚,细菌不易被冲洗干净,而在局部大量繁殖引起感染。此外,泌尿系统功能或结构异常时可使尿液从膀胱逆流到输尿管、肾盂,导致细菌在局部定植,发生感染。

(3)机体免疫力低下:长期使用免疫抑制剂、糖尿病、长期卧床、严重的慢性病患者易发生尿路感染。

(4)医源性因素:导尿或留置导尿管、膀胱镜和输尿管镜检查、逆行性尿路造影等可导致尿路黏膜损伤,如将细菌带入泌尿道,易引发尿路感染。

(5)尿道口周围或盆腔炎症:如妇科炎症、细菌性前列腺炎均可引起尿路感染。

## 三、临床表现

### (一)症状与体征

1. 膀胱炎

占尿路感染的 60% 以上。主要表现为尿频、尿急、尿痛、排尿不适、下腹部疼痛等,部分患者迅速出现排尿困难。约 30% 可出现血尿。一般无全身感染症状。

2. 肾盂肾炎

(1)全身症状:发热、寒战、头痛、全身酸痛、恶心、呕吐等,体温多在 38.0℃ 以上,多为弛张热,也可呈稽留热或间歇热。部分患者出现败血症。

(2)泌尿系统症状:尿频、尿急、尿痛、排尿困难、下腹部疼痛、腰痛等。腰痛程度不一,多为钝痛或酸痛。还可发现一侧或两侧肋脊角或输尿管点压痛和(或)肾区叩击痛。部分患者下尿路症状不典型或缺如。

### (二)实验室检查及其他辅助检查

#### 1.尿液检查

(1)常规检查:可有白细胞尿、血尿、蛋白尿。少数急性膀胱炎患者可出现肉眼血尿。

(2)细菌学检查:可采用清洁中段尿、导尿及膀胱穿刺尿做细菌培养,其中膀胱穿刺尿培养结果最可靠。中段尿细菌定量培养$>10^5/mL$,称为真性菌尿,可确诊尿路感染。

#### 2.血常规

急性肾盂肾炎时血白细胞常升高,中性粒细胞增多,核左移。血沉可增快。

#### 3.影像学检查

影像学检查如 B 超、X 线腹平片、静脉肾盂造影等,目的是了解尿路情况,及时发现有无尿路结石、梗阻、反流、畸形等导致尿路感染反复发作的因素。尿路感染急性期不宜做静脉肾盂造影。

### 四、临床诊断和治疗

#### (一)诊断要点

典型的尿路感染可根据尿路刺激征、尿液改变和尿液细菌学检查诊断。无症状性细菌尿的诊断主要依靠尿细菌学检查,要求两次细菌培养均为同一菌种的真性菌尿。

#### (二)治疗要点

1. 急性膀胱炎

(1)单剂量疗法:氧氟沙星 0.4g,阿莫西林 3.0g,一次顿服,该疗法易复发。

(2)短疗程疗法:目前更推荐此法,喹诺酮类,半合成青霉素类或头孢类,连用$3^d$。对于妊娠妇女、老年患者、糖尿病患者、机体免疫力低下及男性患者不宜使用单剂量及短程疗法,应采用较长疗程。

2. 肾盂肾炎

(1)病情较轻者:疗程 10~14d。常用药物有喹诺酮类、半合成青霉素类、头孢菌素类等。

(2)严重感染全身中毒症状明显者:需住院治疗,应静脉给药。常用药物,如氨苄西林、头孢噻肟钠、左氧氟沙星。必要时联合用药。

(三)疗效评定

1. 治愈

症状消失,尿菌阴性,疗程结束后 2 周、6 周复查尿菌仍阴性。

2. 治疗失败

治疗后尿菌仍阳性,或治疗后尿菌阴性,但 2 周或 6 周复查时尿菌转为阳性,且为同一种菌株。

## 五、常见护理诊断/问题

1. 排尿异常:尿频、尿急、尿痛

与尿路感染有关。

2. 体温过高

与急性肾盂肾炎有关。

3. 知识缺乏

缺乏预防尿路感染的知识

## 六、护理措施

### (一)基础护理

急性期卧床休息,提供安静、舒适的环境,做好口腔护理。予清淡、营养丰富、易消化饮食。无禁忌时多饮水,保持尿量不少于 1500mL。遵医嘱物理降温。正确留取各种尿标本。

### (二)病情观察

密切监测体温;观察尿路刺激症状:尿频、尿急、尿痛;观察有无肾区压痛或叩痛,剧烈腰痛,警惕肾乳头坏死和肾周围脓肿的发生;观察有无全身症状:寒战、头痛、无力及食欲减退等。

### (三)用药护理

遵医嘱正确、及时使用抗生素,观察药物的疗效和不良反应。解释规范疗程的重要性。

### (四)健康指导

(1)做好卫生宣教,帮助患者养成勤洗澡、勤更衣的卫生习惯。每天清洗会阴部,不穿紧身衣,女性患者要注意经期、性生活及孕期卫生,保持会阴部清洁。

(2)避免过度劳累,多饮水,在没有禁忌的情况下,每天需要摄入 2000mL 的液体。少憋尿是简便而有效的预防措施,白天应 2~3h 排尿一次,或有尿意感及时将膀胱排空。膀胱—输尿管反流者,要"二次排尿",即每次排尿后数分钟,再排尿一次。

(3)如发病与性生活有关,可在性生活后排尿,并口服抗菌药物。

(4)适当活动,增强体质。坚持服药,定期门诊复查。

# 第二节　慢性肾小球肾炎患者的护理

## 一、慢性肾小球肾炎的定义

慢性肾小球肾炎简称慢性肾炎,系以蛋白尿、血尿、高血压、水肿为基本临床表现的一组肾小球疾病。起病方式各有不同,病情迁延,病变缓慢进展,可有不同程度的肾功能减退,最终将发展为慢性肾衰竭。

## 二、病因与发病机制

仅有少数慢性肾炎是由急性肾炎发展所致。慢性肾炎的病因、发病机制和病理类型不尽相同,但起始因素多为免疫介导炎症。导致病程慢性化的机制除免疫因素外,非免疫非炎症因素占有重要作用。

## 三、临床表现

### (一)症状与体征

慢性肾炎发病以青中年男性多见。多数起病缓慢、隐袭。临床表现呈多样性,蛋白尿、血尿、高血压、水肿为其基本临床表现。血压可正常或轻度升高,部分患者以高血压为突出表现。部分患者因感染、劳累呈急性发作,或用肾毒性药物后病情急骤恶化,经及时去除诱因和适当治疗后病情可一定程度缓解,但也可能由此而进入不可逆慢性肾衰竭。

### (二)实验室检查及其他辅助检查

1. 尿常规

尿蛋白(+~+++),呈选择或非选择性蛋白尿,尿蛋白定量为 1~3g/d。镜下血尿较为常见。

### 2.血常规

早期血常规检查多正常或轻度贫血。晚期红细胞计数和血红蛋白明显下降。

### 3.肾功能检查

晚期血肌酐和血尿素氮增高,内生肌酐清除率明显下降。

### 4.肾活检

可明确病理类型。

## 四、临床诊断与治疗

### (一)诊断要点

凡尿化验异常(蛋白尿、血尿)、水肿及高血压史达 3 个月以上,无论有无肾功能损害均应考虑此病,在除外继发性肾小球肾炎及遗传性肾小球肾炎后,临床上可诊断为慢性肾炎。

### (二)治疗要点

慢性肾炎的治疗应以防止或延缓肾功能进行性恶化、改善或缓解临床症状及防治严重并发症为主要目的,而不以消除尿红细胞或轻微尿蛋白为目标。可采用下列综合治疗措施。

#### 1.积极控制高血压和减少尿蛋白

高血压的治疗目标:尿蛋白 ≥1g/d 时,血压应控制在 125/75mmHg 以下;尿蛋白<1g/d 时,血压控制可放宽到 130/80mmHg 以下。尿蛋白的治疗目标则为争取减少至<1g/d。首选 ACEI 或 ARB 降压治疗。

#### 2.限制食物中蛋白质及磷的入量

肾功能不全氮质血症患者应限制蛋白质及磷的入量,采用优质低蛋白质饮食。

#### 3.避免加重肾脏损害的因素

感染、劳累、妊娠及肾毒性药物均会损害肾脏,导致肾功能恶化,应予以避免。

## 五、常见护理诊断/问题

**1. 体液过多**

与肾小球滤过率下降导致水钠潴留有关。

**2. 营养失调:低于机体需要量**

与低蛋白质饮食、长期蛋白尿有关。

**3. 焦虑**

与疾病的反复发作、预后不良有关。

## 六、护理措施

**(一)基础护理**

**1. 休息与活动**

注意休息,避免劳累。高度水肿、严重高血压时卧床休息。

**2. 饮食护理**

优质低蛋白质、低磷饮食。有明显水肿和高血压时限制食盐的摄入,量为2~3g/d。

**(二)病情观察**

观察水肿的程度和部位;监测血压;观察尿常规、尿蛋白定量、血常规、肾功能等的实验室结果;遵医嘱准确记录出入量或尿量。对水肿明显的患者,应用利尿剂后,不仅要注意尿量及水肿消退情况,还应注意电解质的变化,以防出现电解质紊乱。

**(三)用药护理**

严格遵医嘱服用降压药、利尿剂等,观察疗效及不良反应。

（四）健康指导

**1. 避免加重肾损害的因素**

如感染、预防接种、妊娠、劳累和应用肾毒性药物。

**2. 用药指导**

介绍各类药物的疗效、不良反应及使用的注意事项。

**3. 自我病情监测与随访的指导**

定期复诊，监测肾功能、血压、水肿、尿常规等。

# 第三节　肾病综合征患者的护理

## 一、肾病综合征的定义

肾病综合征（nephrotic syndrome，NS）诊断标准是：①尿蛋白大于 3.5g/d；②血浆白蛋白低于 30g/L；③水肿；④血脂升高。其中①②两项为诊断所必需。

## 二、病因与发病机制

NS 可分为原发性及继发性两大类。引起原发性肾病综合征的肾小球疾病的主要病理类型有：①微小病变肾病；②系膜增生性肾小球肾炎；③局灶性节段性肾小球硬化；④膜性肾病；⑤系膜毛细血管性肾炎。继发性肾病综合征指继发于全身性或其他系统疾病的肾损害，如系统性红斑狼疮、过敏性紫癜、淀粉样变等。

## 三、临床表现

（一）症状与体征

**1. 大量蛋白尿**

在正常生理情况下，肾小球滤过膜具有分子屏障及电荷屏障作用，当这些屏障作用受损时,致使原尿中蛋白含量增多,当其增多明显超过近曲小管回吸收量时,形成大量蛋白尿。

2. 低蛋白血症

NS 时大量白蛋白从尿中丢失,促进肝脏代偿性合成白蛋白增加,同时由于近端肾小管摄取滤过蛋白增多,也使肾小管分解蛋白增加。当肝脏白蛋白合成增加不足以克服丢失和分解时,则出现低蛋白血症。

3. 水肿

NS 时低蛋白血症、血浆胶体渗透压下降,使水分从血管腔内进入组织间隙,是造成 NS 水肿的基本原因。

4. 高脂血症

高胆固醇和(或)高三酰甘油血症、血清中 LDL、VLDL 和脂蛋白(a)浓度增加,常与低蛋白血症并存。其发生机制与肝脏合成脂蛋白增加和脂蛋白分解减弱相关。

(二)并发症

1. 感染

与蛋白质营养不良、免疫功能紊乱及应用糖皮质激素治疗有关。常见感染部位顺序为呼吸道、泌尿道、皮肤。感染是导致 NS 复发和疗效不佳的主要原因之一,甚至造成死亡,应予以高度重视。

2. 血栓、栓塞并发症

由于血液浓缩及高脂血症造成血液黏稠度增加。NS 容易发生血栓、栓塞并发症,其中以肾静脉血栓最为常见。血栓、栓塞并发症是直接影响 NS 治疗效果和预后的重要原因。

3. 急性肾衰竭

NS 患者可因有效血容量不足而致肾血流量下降,诱发肾前性氮质血症。经扩容、利尿后可得到恢复。少数病例可出现急性肾衰竭,表现为少尿甚或无尿,扩容利尿无效。

### 四、临床诊断与治疗

#### (一)诊断要点

诊断包括 3 个方面:①确诊 NS。②确认病因,必须首先除外继发性的病因和遗传性疾病,才能诊断为原发性 NS;最好能进行肾活检,做出病理诊断。③判定有无并发症。

#### (二)治疗要点

**1. 一般治疗**

凡有严重水肿、低蛋白血症者需卧床休息。水肿消失、一般情况好转后,可起床活动。给予正常量的优质蛋白质饮食。热量要保证充分,每天每公斤体重不应少于 126~147kJ(30~35kcal)。水肿时应低盐(<3g/d)饮食。为减轻高脂血症,应少进富含饱和脂肪酸的饮食,而多吃富含多聚不饱和脂肪酸食物。

**2. 对症治疗**

(1)利尿消肿:对 NS 患者利尿治疗的原则是不宜过快过猛,以免造成血容量不足、加重血液高黏倾向,诱发血栓、栓塞并发症。

(2)减少尿蛋白:减少尿蛋白可以有效延缓肾功能的恶化。血管紧张素转换酶抑制剂(ACEI)或血管紧张素 Ⅱ 受体拮抗剂(ARB),除可有效控制高血压外,均可通过降低肾小球内压和直接影响肾小球基底膜对大分子的通透性,有不依赖于降低全身血压的减少尿蛋白作用。

**3. 主要治疗抑制免疫与炎症反应**

(1)糖皮质激素(简称激素):使用原则和方案一般是:①起始足量:常用药物为泼尼松 1mg/(kg·d),口服 8 周,必要时可延长至 12 周;②缓慢减药:足量治疗后每 2~3 周减少原用量的 10%,当减至 20mg/d 左右时症状易反复,应更加缓慢减量;③长期维持:最后以最小有效剂量(10mg/d)再维持半年左右。

(2)细胞毒药物:这类药物可用于"激素依赖型"或"激素抵抗型"的患者,协同激素治疗。环磷酰胺应用剂量为2mg/(kg·d),分1~2次口服;或200mg,隔天静脉注射。累积量达6~8g后停药。

4.并发症防治

(1)感染:无须应用抗生素预防感染,一旦发现感染,应及时选用对致病菌敏感、强效且无肾毒性的抗生素积极治疗,有明确感染灶者应尽快去除。

(2)血栓及栓塞并发症:当存在高凝状态,即应给予低分子肝素等抗凝治疗。如发生血栓,尽早溶栓治疗。

(3)急性肾损伤:NS并发急性肾衰竭,根据患者病情适时进行血液净化治疗。

## 五、常见护理诊断/问题

1.体液过多

与低蛋白血症致血浆胶体渗透压下降有关。

2.营养失调:低于机体需要量

与大量蛋白尿、摄入减少及吸收障碍有关。

3.有感染的危险

与机体抵抗力下降、应用免疫抑制治疗等有关。

4.有皮肤完整性受损的危险

与水肿、营养不良有关。

## 六、护理措施

(一)基础护理

1.休息与活动

保持环境温度、湿度适宜,预防感染。卧床休息至水肿消退,卧床期间保持适度的床上及床旁活动。

### 2. 饮食护理

肾功能正常时给予足够热量,每天每公斤体重 30~35kcal、正常量优质蛋白质 [0.8~1g/(kg·d)]、高维生素、低脂饮食。水肿时低盐饮食(2~3g/d)。肾功能减退时给予优质低蛋白质。

### 3. 皮肤护理

卧床患者经常变化体位,必要时使用气垫床,保持床单的清洁、平整、干燥。衣服宽大柔软,勤换内衣裤。阴囊水肿时可用阴囊托。

## (二)病情观察

观察水肿的程度、部位、性质,遵医嘱记录 24h 尿量。每天监测体重及皮肤的完整性,每天的体重下降 0.5~1.0kg 为宜;观察生命体征,尤其是血压;关注实验室监测结果:尿常规、24h 尿蛋白定量、血浆白蛋白、血脂等;观察是否有并发症的表现如患者有无感染的症状,如咳嗽、尿路刺激征、皮肤感染等,无血栓形成的表现,无 AKI 的表现。

## (三)用药护理

确保患者遵医嘱用药,观察用药疗效和不良反应。

## (四)健康指导

### 1. 用药指导

告诉患者不可擅自减量或停用激素,介绍各类药物的使用方法、使用时的注意事项及可能的不良反应。

### 2. 休息与运动

注意休息,避免过劳,同时应适量活动。

3. 预防感染

避免受凉、感冒,注意个人卫生。

4. 饮食指导

告诉患者优质蛋白质、高热量、低脂、低盐和高膳食纤维饮食的重要性,并合理安排每天饮食。

5. 自我病情监测与随访的指导

监测水肿、尿蛋白和肾功能的变化,定期门诊复查。

# 第四节　急性肾损伤患者的护理

## 一、急性肾损伤的定义

急性肾损伤(acute kidney injury,AKI)以往称为急性肾衰竭(acute renal failure,ARF),是指由多种病因引起的肾功能快速下降而出现的临床综合征。

## 二、病因与发病机制

AKI 有广义和狭义之分,广义的 AKI 可分为肾前性、肾性和肾后性三类。狭义的 AKI 是指急性肾小管坏死(acute tubular necrosis,ATN)。肾前性 AKI 的常见病因包括血容量减少、有效动脉血容量减少和肾内血流动力学改变等。肾后性 AKI 的特征是急性尿路梗阻,梗阻可发生在尿路从肾盂到尿道的任一水平。肾性 AKI 有肾实质损伤,常见的是肾缺血或肾毒性物质损伤肾小管上皮细胞。在这一类中也包括肾小球病、血管病和小管间质病导致的。ATN 的发病机制仍未完全阐明,涉及肾血流动力学改变、肾毒素或肾缺血一再灌注所致肾小管上皮细胞损伤及上皮细胞脱落、管型形成和肾小管腔阻塞等。

### 三、临床表现

（一）症状与体征

临床病程典型可分为 3 期。

1. 起始期

患者有一些已知 ATN 的病因，如低血压、缺血、脓毒血症和肾毒素等，但尚未发生明显的肾实质损伤，在此阶段 AKI 是可预防的。但随着肾小管上皮细胞发生明显损伤，GFR 下降，则进入维持期。

2. 维持期

又称少尿期。典型的为 7～14d，也可短至几天，长至 4～6 周。肾小球滤过率保持在低水平。患者可出现少尿（<400mL/d）。但也有些患者可没有少尿，尿量在 400mL/d 以上，称为非少尿型 AKI，其病情大多较轻，预后较好。然而，不论尿量是否减少，随着肾功能减退，临床上均可出现尿毒症一系列表现。

（1）ARF 的全身并发症：

①消化系统症状：食欲减退、恶心、呕吐、腹胀、腹泻等，严重者可发生消化道出血。

②呼吸系统症状：除感染外，主要因过度容量负荷，表现为呼吸困难、咳嗽、憋气、胸痛等症状。

③循环系统症状：多因尿少和未控制饮水，以致体液过多，出现高血压及心力衰竭、肺水肿表现；因毒素滞留、电解质紊乱、贫血及酸中毒引起各种心律失常及心肌病变。

④神经系统症状：出现意识障碍、躁动、谵妄、抽搐、昏迷等尿毒症脑病症状。

⑤血液系统症状：可有出血倾向及轻度贫血现象。

⑥感染：是 ARF 另一常见而严重的并发症。在急性肾衰竭同时或在疾病发展过程中还可合并多个脏器衰竭。

（2）水、电解质和酸碱平衡紊乱：

①代谢性酸中毒:主要因为肾排酸能力减低,同时又因 ARP 常合并高分解代谢状态,使酸性产物明显增多。

②高钾血症:除肾排泄钾减少外,酸中毒、组织分解过快也是主要原因。

③低钠血症:主要由水潴留引起的稀释性低钠。

3. 恢复期

肾小管细胞再生、修复,肾小管完整性恢复称为恢复期。GFR 逐渐恢复正常或接近正常范围。少尿型患者开始出现利尿,可有多尿表现,每天尿量可达 3000~5000mL。通常持续 1~3 周,继而逐渐恢复。

(二)实验室检查及其他辅助检查

1. 血液检查

可有轻度贫血、血肌酐和尿素氮进行性上升,血肌酐每天平均增加 > 44.2μmol/L。血清钾浓度升高,常大于 5.5mmol/L。血 pH 常低于 7.35。碳酸氢根离子浓度多低于 20mmol/L。血清钠浓度正常或偏低。血钙降低,血磷升高。

2. 尿液检查

尿蛋白多为±~+常以小分子蛋白为主。尿沉渣检查可见肾小管上皮细胞、上皮细胞管型和颗粒管型及少许红、白细胞等;尿比重降低且较固定,多在 1.015 以下。

3. 影像学检查

尿路超声显像对排除尿路梗阻很有帮助。CT 血管造影、MRI 或放射性核素检查对检查血管有无阻塞有帮助,但要明确诊断仍需行肾血管造影。

4. 肾活检

是重要的诊断手段。在排除了肾前性及肾后性原因后,没有明确致病原因 AKI 都有肾活检指征。

## 四、临床诊断与治疗

### (一)诊断要点

根据原发病因,肾功能急速进行性减退,结合相应临床表现和实验室检查,对 ATN 一般不难做出诊断。AKI 诊断标准为:在 48h 内血清肌酐的绝对值升高 ≥26.5μmol/L,或 7d 内血清肌酐增至≥1.5 倍基础值,或尿量<0.5mL/(kg·h), 持续时间>6h。

### (二)治疗要点

尽早识别并纠正可逆病因,维持内环境稳定、营养支持、防治并发症及肾脏替代治疗等方面。

1. 纠正可逆的病因

对于各种严重外伤、心力衰竭、急性失血等都应进行相关治疗,包括输血,等渗盐水扩容,处理血容量不足、休克和感染等。停用影响肾灌注或肾毒性的药物。去除尿路梗阻原因。

2. 维持体液平衡

每天补液量应为显性失液量加上非显性失液量减去内生水量。发热患者只要体重不增加可增加进液量。

3. 饮食和营养

保证足够的热量;限制蛋白质的摄入,对于有高分解代谢或营养不良及接受透析的患者,蛋白质摄入量可放宽。尽可能地减少钠、钾、氯的摄入量。

4. 高钾血症

血钾超过 6.5mmol/L,心电图表现为 QRS 波增宽等明显的变化时,应予以紧急处理,包括:①钙剂(10% 葡萄糖酸钙 10~20mL)稀释后静脉缓慢(5min)注射; ②11.2% 乳酸钠或 5% 碳酸氢钠 100~200mL 静滴,以纠正酸中毒并同时促进钾离子向细胞内流动;③50%葡萄糖溶液 50~100mL 加胰岛素 6~12U 缓慢地静脉注射,可促进糖原合成,使钾离子向细胞内移动;④口服离子交换(降钾)树脂(15~30g,每天 3 次)。

5. 代谢性酸中毒

应及时治疗,如 $HCO_3^-$ 低于 15mmol/L,可选用 5%碳酸氢钠 100~250mL 静滴。对于严重酸中毒患者,应立即开始透析。

6. 感染

根据细菌培养和药物敏感试验选用对肾无毒性或毒性低的药物,并按 GFR 调整用药剂量。

7. 透析疗法

明显的尿毒症综合征,包括心包炎、严重脑病、高钾血症、严重代谢性酸中毒、容量负荷过重对利尿药治疗无效者,都是透析治疗指征。

8. 多尿的治疗

治疗仍应维持水、电解质和酸碱平衡,控制氮质血症和防止各种并发症。已施行透析的患者,仍应继续透析。多尿期 1 周左右后可见血肌酐和尿素氮水平逐渐降至正常范围,饮食中蛋白质摄入量可逐渐增加,并逐渐减少透析频率直至停止透析。

9. 恢复期的治疗

一般无须特殊处理,定期随访肾功能,避免使用对肾有损害的药物。

## 五、常见护理诊断/问题

1. 潜在并发症

水、电解质、酸碱失衡。

2. 营养失调

低于机体需要量。与患者食欲减退、限制蛋白质的摄入、透析和原发病等因素有关。

3.有感染的危险

与机体抵抗力降低及侵入性操作有关。

## 六、护理措施

### (一)基础护理

1.休息与活动

绝对卧床,保持环境安静,温度、湿度适宜。尽可能将患者安置在单人房间,做好病室的清洁与空气净化。做好心理疏导,以减轻患者的不安情绪和恐惧感。

2.预防感染

满足患者基本生活需要,做好晨晚间护理,积极预防皮肤、口腔黏膜感染。各项护理操作严格执行无菌原则。

3.饮食护理

给予高热量[147kJ/(kg·d)]、高维生素、低盐、低蛋白质[0.8g/(kg·d)]、易消化饮食。少尿期控制钾的摄入。急性肾衰竭少尿期应严格控制入水量,量出为入,每天进水量应约为前1天排出量加500mL。

### (二)病情观察

密切监测生命体征的变化,包括体温、呼吸、脉搏、血压、心律和意识;遵医嘱准确记录出入量,注意观察尿量、色、质,必要时监测每小时尿量;观察患者的食欲,是否有恶心、呕吐,观察患者营养状况,每天测体重;观察电解质、肾功能、血气分析等结果。观察患者是否有高钾血症的表现,可出现恶心、呕吐、四肢麻木、烦躁、胸闷等,并发传导阻滞、室性心动过缓等心律失常,严重时出现心室颤动或心搏骤停;观察患者贫血程度及有无出血倾向。

## (三)用药护理

遵医嘱及时准确地给予利尿剂、脱水剂,并注意观察用药效果及不良反应。

## (四)透析护理

需透析治疗的患者,按血液透析或腹膜透析的护理常规。

## (五)健康指导

1. 疾病预防指导

慎用氨基糖苷类等肾毒性抗生素。尽量避免使用大剂量造影剂。避免接触重金属、工业毒物等。

2. 疾病知识指导

恢复期患者应加强营养,增强体质,适量锻炼;注意个人卫生,注意保暖。防止受凉;避免妊娠、手术、外伤等。自我测量和记录尿量,定期随诊。

# 参考文献

[1] 尤黎明,吴瑛.内科护理学[M].5版.北京:人民卫生出版社,2012.

[2] 葛均波,徐永健.内科学[M].8版.北京:人民卫生出版社,2013.

[3] 蔡伯蔷,李龙芸.协和呼吸病学[M].北京:中国协和医科大学出版社,2005.

[4] 蔡金辉.肾内科临床护理思维与实践[M].北京:人民卫生出版社,2013.

[5] 贾建平,陈生弟.神经病学[M].7版.北京:人民卫生出版社,2014.

[6] 赵艳伟.北京协和医院呼吸内科护理工作指南[M].北京:人民卫生出版社,2015.

[7] 李艳梅.北京协和医院神经内科护理工作指南[M].北京:人民卫生出版社,2016.

[8] 关玉霞.北京协和医院消化内科护理工作指南[M].北京:人民卫生出版社,2016.

[9] 罗健.消化内科临床护理思维与实践[M].北京:人民卫生出版社,2016.